Медсестринство

в кардіології

повний посібник

Iryna sachenko

Зміст

« Серце - це набагато більше, ніж просто насос, це перехрестя, де наука зустрічається з душею і де кожна секунда може мати значення. »

ВСТУП

Важливу роль відіграє кардіологічна медсестра

Кардіологія, спеціалізована галузь медицини, що вивчає серце та його патології, постійно розвивається. З розвитком технологій і медичних досліджень лікування серцевих захворювань значно еволюціонувало. У центрі цієї допомоги знаходиться кардіологічна медсестра, яка є важливою опорою в забезпеченні якісного догляду за пацієнтами з серцевими захворюваннями.

- **Перший контакт з пацієнтом**: часто саме медсестру пацієнт бачить першою, коли потрапляє до кардіологічного відділення. Незалежно від того, чи це планова консультація, госпіталізація або невідкладна кардіологічна допомога, медсестра є першою людиною, яка оцінює стан пацієнта, заспокоює його і готує до майбутніх обстежень або лікування.
- **Постійний моніторинг**: Кардіологічні пацієнти потребують постійного моніторингу, враховуючи потенційні ризики, пов'язані з їхніми патологіями. Кардіологічні медсестри спеціально навчені виявляти будь-які ознаки погіршення стану або ускладнення, такі як серцеві аритмії, серцева недостатність або післяопераційні ускладнення.
- **Керування лікуванням і прийомом ліків**: Окрім спостереження, медсестра також відповідає за введення ліків, що часто є життєво важливим для кардіологічного пацієнта. Це вимагає глибоких знань про різні препарати, їхню взаємодію, відповідні дозування та можливі побічні ефекти.
- **Освіта та консультування**: ключовим елементом одужання та профілактики в кардіології є навчання пацієнтів. Медсестри відіграють вирішальну роль у консультуванні пацієнтів щодо

зміни способу життя, інформуванні їх про важливість прийому ліків або навчанні розпізнавати тривожні ознаки проблем із серцем.

- **Міжпрофесійна співпраця**: кардіологічні медсестри працюють не самі. Вони тісно співпрацюють з кардіологами, кардіохірургами, лаборантами, фізіотерапевтами та іншими медичними працівниками. Така співпраця забезпечує цілісний догляд за пацієнтами, де кожен аспект догляду за пацієнтом ретельно планується і виконується.
- **Емоційна підтримка**: Отримання діагнозу серцевого захворювання може бути приголомшливим. Медсестра часто є головною емоційною підтримкою для пацієнта та його сім'ї, пропонуючи комфорт, вислуховуючи і заспокоюючи протягом усього процесу лікування.

Кардіологічна медсестра - це набагато більше, ніж простий виконавець медичних завдань. Вона є пильним охоронцем здоров'я серця, довіреною особою пацієнта, вихователем, координатором догляду та важливою сполучною ланкою між пацієнтом і медичною командою. У складному і постійно мінливому світі кардіології їхня роль є абсолютно необхідною.

Короткий вступ до кардіології: її виклики та прогрес

Кардіологія - це галузь медицини, яка вивчає серце, його роботу та захворювання. Вона також займається кровоносними судинами та кровообігом. З розвитком медичних знань, технологій і методів лікування кардіологія зазнала глибоких змін, водночас стикаючись з постійними викликами.

1. Історія кардіології
   * З давніх часів серце було визнано життєво важливим органом, що символізує саме життя. Протягом століть анатомічне та функціональне вивчення серця розвивалося, що призвело до кращого розуміння його фізіології.
   * Стетоскоп, винайдений на початку 19 століття Рене Лаеннеком, ознаменував поворотний момент у діагностиці серцевих захворювань, дозволивши безпосередньо слухати звуки серця.

2. Основні досягнення в кардіології
   * **Медична візуалізація**: Винахід таких методів, як ехокардіографія, МРТ серця і сцинтиграфія серця, зробив революцію в діагностиці, надаючи детальні зображення серця в дії.
   * **Хірургічні втручання**: Хірургічні методи еволюціонували від інвазивних процедур до менш інтрузивних втручань, таких як малоінвазивна кардіохірургія або стентування.
   * **Фармакологічне лікування**: Поява нових препаратів змінила лікування серцевих захворювань, знизивши смертність і поліпшивши якість життя пацієнтів.
   * **Ритмологія**: досягнуто прогресу в розумінні та лікуванні серцевих аритмій за допомогою таких пристроїв, як кардіостимулятори та імплантовані дефібрилятори.

3. Сучасні виклики в кардіології
   * **Серцеві захворювання і спосіб життя**: Зростання кількості серцевих захворювань, пов'язаних зі способом життя, таких як гіпертонія, ожиріння і діабет, є серйозною проблемою. Профілактика та освіта мають важливе значення для зміни цієї тенденції.

- **Нерівність у наданні медичної допомоги**: Забезпечення рівного доступу до найсучасніших методів лікування, процедур і освіти в галузі охорони здоров'я серця залишається проблемою, особливо у віддалених або слаборозвинених регіонах.
- **Дослідження та розвиток**: Незважаючи на величезний прогрес, необхідні постійні дослідження, щоб краще зрозуміти хвороби серця, розробити нові методи лікування та вдосконалити існуючі.

Кардіологія - це галузь медицини, яка постійно розвивається і стикається з сучасними викликами, що вимагають інноваційних рішень, підвищеної обізнаності та міждисциплінарної співпраці. Поєднання технологій, досліджень і людської рішучості, однак, дає надію на ще більш значні досягнення в майбутньому.

Розділ 1

АНАТОМІЯ ТА ФІЗІОЛОГІЯ СЕРЦЯ

Серце: будова та функції.

Серце - один з найважливіших органів людського тіла, який працює як насос для циркуляції крові по всій кровоносній системі. Ця безперервна циркуляція приносить кисень і поживні речовини до тканин і виводить продукти метаболізму. Пропонуємо ознайомитися зі складною будовою серця та його основними функціями.

1. Анатомія серця

a. Камери серця: серце поділяється на чотири основні камери:

- **Вушні раковини**: Це верхні камери серця. У праве передсердя надходить бідна на кисень кров з організму, а в ліве передсердя - збагачена киснем кров з легень.
- **Шлуночки**: це нижні камери. Правий шлуночок перекачує кров до легень для насичення їх киснем, тоді як лівий шлуночок перекачує її по всьому тілу.

b. Серцеві клапани: вони регулюють потік крові через серце, гарантуючи, що вона тече тільки в одному напрямку. Існує чотири основні клапани:

- **Тристулковий клапан**: між правим передсердям і правим шлуночком.
- **Легеневий клапан**: на виході з правого шлуночка.
- **Мітральний (або двостулковий) клапан**: між лівим передсердям і лівим шлуночком.
- **Аортальний клапан**: на виході з лівого шлуночка.

c. Міокард: це товста м'язова тканина серця, яка дозволяє серцю скорочуватися.

d. Судини: вони входять і виходять з серця, забезпечуючи циркуляцію крові.

- **Вени**: Головні вени - порожнисті вени (верхня і нижня), які несуть бідну на кисень кров назад до правого передсердя.

- **Артерії**: Аорта переносить насичену киснем кров з лівого шлуночка до решти тіла, а легеневі артерії переносять бідну киснем кров з правого шлуночка до легень.

2. Функція серця

а. Серцевий насос: серце працює як подвійний насос. Права частина серця (праве передсердя і правий шлуночок) перекачує кров до легень, де вона насичується киснем. Ліва частина (ліве передсердя і лівий шлуночок) отримує цю насичену киснем кров і перекачує її по всьому тілу.

b. Серцевий ритм: регулюється системою електричної провідності серця. Синоатріальний вузол, розташований у правому передсерді, генерує електричні імпульси, які викликають скорочення передсердь, а потім шлуночків.

с. Обмін киснем і поживними речовинами: Серце забезпечує циркуляцію крові по всьому тілу, дозволяючи обмінюватися киснем, поживними речовинами і продуктами метаболізму між кров'ю і тканинами.

Коротше кажучи, серце - це складна, але ефективна структура, яка забезпечує виживання організму, підтримуючи постійну циркуляцію крові. Його здоров'я та належне функціонування мають вирішальне значення для життя кожної людини.

Основні серцеві патології: стенокардія, серцева недостатність, інфаркт.

Серцево-судинна система має важливе значення для виживання та добробуту людини. Однак на неї можуть впливати різноманітні захворювання, які можуть порушити її функціонування. Ось три основні хвороби серця, їх причини, симптоми та методи лікування.

<u>1. Стенокардія (або ангіна)</u>

a. Визначення: Біль або дискомфорт у грудях, зазвичай спричинений зменшенням надходження кисню до серцевого м'яза через обструкцію або спазм коронарних артерій.

b. Симптоми :

- Біль у грудях, який часто описується як тиск або стиснення.
- Біль може віддавати в руку, щелепу, шию або спину.
- Задишка.
- Нудота, пітливість.

c. Причини :

- Атеросклероз (звуження коронарних артерій через відкладення бляшок).
- Коронарний спазм.

d. Лікування:

- Судинорозширювальні препарати, такі як нітрогліцерин.
- Бета-блокатори або блокатори кальцієвих каналів.
- Такі процедури, як ангіопластика для відкриття заблокованих артерій.

<u>2. Серцева недостатність</u>

a. Визначення: Стан, при якому серце не здатне перекачувати кров достатньо ефективно, щоб задовольнити потреби організму.

b. Симптоми :

- Задишка (у стані спокою або при навантаженні).
- Втома.
- Набряк (припухлість) ніг, щиколоток і стоп.
- Нерегулярне серцебиття.
- Підвищена потреба в сечовипусканні вночі.

c. Причини :

- Інфаркт міокарда.
- Високий кров'яний тиск.
- Захворювання серцевого клапана.

- Кардіоміопатії (захворювання серцевого м'яза).

d. Лікування:

- Діуретики, бета-блокатори, інгібітори ангіотензинперетворюючого ферменту (АПФ) або антагоністи рецепторів ангіотензину II.
- Дієта з низьким вмістом солі.
- Помірні фізичні навантаження.
- Імплантовані пристрої або хірургічне втручання у важких випадках.

3. Інфаркт міокарда (серцевий напад)

a. Визначення: Серцевий напад виникає, коли сегмент серцевого м'яза перестає отримувати достатню кількість кисню через оклюзію коронарної артерії, що призводить до відмирання цього сегмента.

b. Симптоми :

- Інтенсивний біль у центрі грудної клітки.
- Біль віддає в руку, щелепу або спину.
- Задишка.
- Нудота, блювота.
- Пітніє.
- Блідість.

c. Причини :

- Атеросклероз.
- Коронарний тромбоз (згусток крові в коронарній артерії).
- Коронарний спазм.

d. Лікування:

- Тромболітики для розчинення тромбів.
- Екстрена ангіопластика.
- Коронарне шунтування.
- Ліки для зменшення факторів ризику та запобігання повторному інфаркту.

Дуже важливо розпізнати симптоми цих станів якомога раніше і негайно звернутися до лікаря. Профілактика через здоровий спосіб життя та управління факторами ризику залишається найкращим підходом до серцевих захворювань.

Основні симптоми, які слід розпізнати.

Серцево-судинні захворювання можуть мати різноманітні симптоми, деякі з них малопомітні, а інші - більш очевидні. Розпізнавання цих ранніх ознак має вирішальне значення, оскільки своєчасне втручання може означати різницю між життям і смертю або між повним одужанням і незворотними ушкодженнями. Ось основні симптоми, пов'язані з хворобами серця, на які слід звернути увагу:

- Біль у грудях (стенокардія) :
    - Може відчуватися тиск, стиснення, печіння або важкість у грудях.
    - Може бути спровокований фізичним навантаженням або стресовою ситуацією і часто знімається відпочинком або нітрогліцерином.

- Випромінюючий біль:
    - Біль може поширюватися з грудної клітки в плечі, руки (частіше ліву руку), шию, щелепу, спину або живіт.
- Задишка :
    - Утруднене дихання або відчуття нестачі повітря, особливо при навантаженні або в положенні лежачи.
    - Може бути пов'язана з серцевою недостатністю або іншими серцевими захворюваннями.
- Набряк:
    - Набряк стоп, щиколоток, гомілок або живота, спричинений накопиченням рідини,

часто пов'язаний із серцевою недостатністю.
- Втома:
  - Відчуття постійної слабкості або виснаження, яке не можна пояснити надмірною активністю або іншими причинами.
- Прискорене серцебиття:
  - Відчуття, що серце б'ється занадто швидко, пропускає удари або б'ється нерегулярно.
- Непритомність або запаморочення :
  - Втрата свідомості або відчуття запаморочення, іноді через нерегулярне серцебиття або інші проблеми з серцем.
- Холодний піт:
  - Надмірне потовиділення без видимої причини, особливо якщо воно супроводжується іншими серцевими симптомами.
- Нудота, блювання або розлад травлення:
  - Ці симптоми, особливо якщо вони пов'язані з болем у грудях, можуть свідчити про серцевий напад.

- Підвищена потреба в сечовипусканні вночі:
- Частіші позиви до сечовипускання вночі можуть бути ознакою серцевої недостатності.
- Постійний кашель або хрипи:
- Кашель з білою або рожевою піною може бути ознакою серцевої недостатності.

Важливо зазначити, що всі ці симптоми не обов'язково означають, що людина має хворобу серця, але якщо вони є новими, незвичними або погіршуються, необхідно проконсультуватися з медичним працівником. Крім того, деякі люди, особливо жінки, люди похилого віку та діабетики, можуть мати нетипові або малопомітні симптоми серцевих захворювань.

Розділ 2

ПОВСЯКДЕННЕ ЖИТТЯ КАРДІОЛОГІЧНА МЕДСЕСТРА

Важливість спостереження і вміння слухати.

Спостереження і вміння слухати - це дві фундаментальні навички для всіх медичних працівників, в тому числі і для кардіологів. Ці навички відіграють важливу роль у діагностиці, лікуванні та загальному веденні пацієнта. Ось чому вони такі важливі:

1. Встановлення довірчих відносин
- **Активне слухання**: це дає пацієнтові відчуття, що його чують і розуміють. Це будує довіру між доглядальником і пацієнтом, що має важливе значення для відкритого і чесного спілкування.
- **Ретельне спостереження**: Це дозволяє медичному працівнику виявити невербальні ознаки дистресу або дискомфорту, які пацієнт може не виражати вербально.

2. Точність діагностики
- **Збір інформації**: Уважно вислухавши історію хвороби пацієнта, його симптоми та занепокоєння, фахівець може зібрати необхідну інформацію для постановки точного діагнозу.
- **Виявлення малопомітних симптомів**: спостереження дозволяє розпізнати симптоми, які можуть залишитися непоміченими під час фізичного обстеження, такі як блідість, ціаноз (посиніння шкіри) або ледь помітний набряк.

3. Планування лікування
- **Розуміння потреб та вподобань пацієнта**: Слухання допомагає нам зрозуміти проблеми, потреби та вподобання пацієнта, що полегшує планування індивідуального, персоналізованого лікування.

- **Оцінка комплаєнсу**: Спостерігаючи за поведінкою пацієнта та вислуховуючи його відгуки, медичний працівник може оцінити, наскільки пацієнт дотримується призначеного лікування.

4. Раннє виявлення ускладнень
- **Постійний моніторинг**: ретельне спостереження може допомогти виявити зміни в стані пацієнта, що дасть змогу вчасно втрутитися в разі виникнення ускладнень.
- **Зворотній зв'язок з пацієнтом**: Пацієнти можуть висловлювати симптоми або занепокоєння, про які вони б не згадали під час первинного обстеження. Активне слухання може допомогти виявити ці проблеми до того, як вони стануть серйозними.

5. Навчання та інформування пацієнтів
- **Розуміння проблем пацієнта**: Активне слухання допомагає визначити сфери, в яких пацієнтові може знадобитися додаткова інформація або підтримка.
- **Спостереження за реакцією**: спостерігаючи за тим, як пацієнт реагує на певну інформацію, медичний працівник може адаптувати свій освітній підхід до задоволення конкретних потреб пацієнта.

Спостерігати і слухати - це більше, ніж просто навички спілкування. У світі кардіології, як і в інших галузях медицини, вони необхідні для надання пацієнтоорієнтованої допомоги, яка є ефективною та адаптованою до кожної людини.

Робота з надзвичайними ситуаціями.

Серцеві невідкладні стани є одними з найбільш критичних медичних ситуацій, що вимагають швидкого, ефективного і добре скоординованого втручання. Належне управління невідкладними станами може зробити різницю між життям і смертю, повним одужанням і незворотними наслідками. Ось як зазвичай реагують на такі невідкладні стани:

1. Визнання та первинна оцінка:
a. Екстрене сортування:
   • Як тільки пацієнт прибуває, проводиться швидка оцінка, щоб визначити серйозність ситуації.
b. Життєва оцінка:
   • Перевірка життєво важливих показників (артеріальний тиск, пульс, дихання, температура).
   • Моніторинг ЕКГ для виявлення порушень серцевого ритму.
c. Швидкий допит:
   • Зберіть інформацію про поточні симптоми, історію хвороби, прийняті ліки та алергію.

2. Стабілізація:
a. Під'їзні шляхи:
   • Встановлення периферичної венозної лінії для введення ліків і рідин.
b. Киснева терапія:
   • Подача кисню через маску або носову канюлю для збільшення насичення киснем.
c. Ліки:
   • Введення препаратів для полегшення болю, стабілізації серцевого ритму або розширення коронарних артерій.

3. <u>Діагноз:</u>
a. Електрокардіограма (ЕКГ):
  * Необхідний для діагностики інфаркту міокарда та інших порушень ритму.
b. Аналізи крові:
  * Тестування на серцеві маркери (наприклад, тропонін) для виявлення пошкодження серцевого м'яза.
c. Рентген грудної клітки:
  * Може проводитися для виключення інших причин болю в грудях, таких як пневмоторакс.
d. УЗД серця:
  * Оцінити серцеву функцію та виявити будь-які структурні аномалії.

4. <u>Втручання:</u>
a. Серцево-легенева реанімація (СЛР):
  * У разі зупинки серця.
b. Дефібриляція:
  * Використання дефібрилятора у випадку фатальних серцевих ритмів.
c. Ангіопластика та стентування:
  * При інфаркті міокарда, для відновлення кровотоку в заблокованих артеріях.
d. Хірургія:
  * Наприклад, коронарне шунтування, в ситуаціях, коли заблоковано кілька артерій або якщо інші методи не підходять.

5. <u>Моніторинг та відновлення:</u>
a. Відділення інтенсивної терапії (ВІТ):
  * Пацієнти з невідкладними кардіологічними станами можуть бути госпіталізовані у відділення інтенсивної терапії для ретельного, безперервного моніторингу.

b. Ліки:
* Можуть бути призначені ліки для запобігання іншим серцевим подіям, поліпшення роботи серця і лікування факторів ризику.

c. Кардіологічна реабілітація:
* Програма під наглядом, яка допомагає пацієнтам повернутися до попереднього рівня активності.

<u>6. Освіта та профілактика:</u>
* Пацієнти отримують інформацію про зміну способу життя, прийом ліків, розпізнавання симптомів та необхідність регулярного моніторингу.

Лікування невідкладних станів серця вимагає тісної співпраці між низкою фахівців, зокрема кардіологами, кардіохірургами, спеціалізованими медсестрами, технічним персоналом та багатьма іншими. Швидке, послідовне лікування, засноване на перевірених протоколах, має важливе значення для забезпечення найкращих шансів на виживання та одужання пацієнта.

Моніторинг стабілізованих пацієнтів: техніки та поради.

Спостереження за пацієнтами, стабілізованими після серцевої події, є важливим для забезпечення повного одужання, запобігання подальшим подіям та управління основними факторами ризику. Нижче наведені деякі методи та поради щодо ефективного подальшого спостереження:

1. Планування регулярних візитів :
* **Частота візитів:** Частота спостережень залежить від тяжкості серцевого захворювання та рекомендацій кардіолога. Початкові візити можуть бути частішими, з часом вони стають рідшими.

2. Медичний нагляд:
- **Регулярні перевірки ЕКГ:** для моніторингу будь-яких порушень серцевого ритму.
- **Ехокардіографія:** використовується для моніторингу функції та структури серця.
- **Аналізи крові:** корисні для контролю рівня ліпідів, цукру в крові, функції нирок і печінки та інших важливих показників.

3. Медикаментозне лікування:
- **Органайзери для таблеток:** допомагають пацієнтам не забувати про щоденний прийом ліків.
- **Ведіть щоденник прийому** ліків: це може допомогти відстежувати побічні ефекти або виявити ліки, які потребують корекції.
- **Регулярні консультації з фармацевтом:** для огляду ліків, обговорення можливих взаємодій та оптимізації медикаментозної терапії.

4. Навчання пацієнтів:
- **Надайте письмові ресурси:** Брошури, книги та інші ресурси можуть допомогти пацієнтам зрозуміти свій стан.
- **Групи підтримки:** це місце, де можна обмінюватися досвідом і вчитися у інших пацієнтів.

5. Заохочення до здорового способу життя:
- **Моніторинг дієти:** Заохочуйте консультації з дієтологом для складання відповідного плану харчування.
- **Програми кардіологічної реабілітації:** поєднують фізичні вправи, освіту та підтримку для покращення здоров'я серця.
- **Заохочуйте людей кинути палити:** пропонуйте ресурси та підтримку людям, які хочуть кинути палити.

6. Спілкування :
- **Відкриті лінії зв'язку: переконайтеся, що** пацієнт знає, як і коли зв'язатися з вами, якщо у нього виникнуть симптоми або занепокоєння.
- **Використання технологій:** додатки або портали для пацієнтів можуть допомогти з моніторингом, плануванням зустрічей і комунікацією.

7. Психологічна оцінка:
- **Моніторинг психічного здоров'я:** Серцеві події можуть мати емоційний вплив. Регулярна оцінка настрою та емоційного самопочуття має важливе значення.
- **Направлення до психолога або психіатра:** Для тих, хто потребує додаткової допомоги в управлінні стресом, депресією або тривогою.

8. Залучення сім'ї :
- **Сімейна освіта:** допомога членам сім'ї зрозуміти стан і потреби пацієнта.
- **Залучайте опікунів:** Якщо у пацієнта є опікун, залучайте його до прийняття рішень і складання планів догляду.

Порада: Дуже важливо персоналізувати підхід до моніторингу для кожного пацієнта. Деяким може знадобитися більше підтримки, тоді як інші можуть бути більш незалежними. Секрет успіху полягає у відкритому спілкуванні, постійному навчанні та тісній співпраці між пацієнтом, родиною та медичною командою.

Розділ 3

ТЕХНІКИ ТА КАРДІОЛОГІЧНІ ПРОЦЕДУРИ

Електрокардіограма: режисуру та інтерпретацію.

Електрокардіограма (ЕКГ) є важливим діагностичним інструментом в кардіології, що реєструє електричну активність серця протягом певного періоду часу. Для її виконання та інтерпретації необхідна спеціальна підготовка, але ось спрощений огляд, який допоможе вам краще її зрозуміти.

1. Виконання ЕКГ

a. Підготовка пацієнта:

- Пацієнт повинен знаходитися в зручному положенні, як правило, лежачи.
- Шкіра очищається, щоб забезпечити хорошу провідність.

b. Розміщення електродів :

- 12 електродів розміщуються на тулубі, руках і ногах пацієнта.
- Ці електроди реєструють електричні імпульси, що генеруються серцем.

c. Реєстрація :

- Під час запису пацієнт повинен залишатися нерухомим.
- ЕКГ відстежує електричну активність на графічному папері або цифровому екрані.

2. Інтерпретація ЕКГ

a. Розуміння хвиль :

- **Зубець P:** Відображає деполяризацію передсердь (скорочення).
- **Комплекс QRS:** Відображає деполяризацію шлуночків.
- **Зубець T:** відповідає реполяризації шлуночків (розслабленню).

b. Серцебиття:
- Підрахувавши кількість комплексів QRS за 10 секунд і помноживши на 6, ми отримаємо частоту серцевих скорочень за хвилину.

c. Аналіз ритму :
- Рівномірний інтервал між комплексами QRS вказує на правильний серцевий ритм.
- Якщо це не так, ритм нерегулярний.

d. Виявлення аномалій :
- **Інфаркт:** на це можуть вказувати специфічні елевації або депресії сегмента ST.
- **Гіпертрофія шлуночків:** змінює форму та амплітуду хвиль.
- **Порушення ритму:** такі як фібриляція передсердь, шлуночкова тахікардія тощо.

e. Інтервал PR і QT :
- Вимірювання від початку зубця P до початку комплексу QRS (PR) і від початку комплексу QRS до кінця зубця T (QT).
- Ці інтервали можуть вказувати на порушення електропровідності.

3. Клінічне значення

ЕКГ може допомогти діагностувати різні стани, такі як :
- Ішемія або інфаркт міокарда.
- Порушення серцевого ритму.
- Гіпертрофія шлуночків або передсердь.
- Порушення електролітного балансу.
- Побічні ефекти ліків.

4. Обмеження

- Хоча ЕКГ є цінним інструментом, вона може не виявити інтермітуючі порушення. Можуть знадобитися інші тести, такі як холтерівське моніторування (24-годинна ЕКГ).
- ЕКГ дає моментальний знімок. Її потрібно інтерпретувати в контексті симптомів пацієнта та інших аналізів.

ЕКГ є фундаментальним елементом кардіологічної діагностики. Її правильне проведення та точна інтерпретація мають вирішальне значення для надання якісної допомоги пацієнтам з кардіологічними патологіями. Ретельна підготовка має важливе значення для медичних працівників, які використовують цей інструмент.

Післяопераційний догляд : після операції на серці, ангіопластика тощо.

Післяопераційний період має вирішальне значення для відновлення пацієнта після кардіохірургічного втручання. Належний менеджмент може запобігти ускладненням, сприяти швидкому одужанню та забезпечити ефективну реабілітацію.

1. Догляд після операцій на серці (наприклад, аортокоронарного шунтування)
a. Негайне спостереження:
- Постійний моніторинг життєво важливих показників (артеріальний тиск, пульс, насичення киснем).
- Моніторинг ЕКГ для виявлення порушень ритму.
- Знеболення.
b. Управління дренажами та зондами :
- Моніторинг та спорожнення грудних дренажів.
- Перевірка сечового катетера.
c. Рання мобілізація:
- Заохочуйте пацієнта сідати, потім поступово ходити.
- Дихальні вправи для профілактики легеневих ускладнень.

d. Освіта:
- Поради щодо гігієни ран.
- Управління болем та медикаментозним лікуванням.

2. Догляд після коронарної ангіопластики (зі стентуванням або без нього)
a. Контроль точки вставки :
- Регулярно перевіряйте, чи немає кровотеч або гематом.
- Забезпечте належне стиснення.
b. Постільний режим:
- Пацієнт повинен залишатися в положенні лежачи протягом певного періоду, особливо якщо ангіопластика була виконана через стегнову артерію.
c. Гідратація:
- Запропонуйте пацієнту випити, щоб вивести контрастну речовину, яка використовується під час процедури.
d. Освіта:
- Повідомляйте про ознаки інфекції або ускладнення.
- Поясніть важливість прийому антитромбоцитарних препаратів.

3. Ускладнення, на які слід звернути увагу
a. Серцеві ускладнення:
- Аритмії.
- Ішемія або інфаркт.
b. Легеневі ускладнення:
- Ателектаз, пневмонія, плевральний випіт.
c. Ускладнення, пов'язані з раною/розрізом:
- Інфекція.
- Кровотеча.
- Гематома.

d. Інші ускладнення:
* Ниркова недостатність, зумовлена контрастною речовиною.
* Інсульт або транзиторна ішемічна атака (ТІА).

4. Реабілітація
a. Фізіотерапія:
* Вправи для зміцнення серцевого м'яза та підвищення витривалості.
b. Харчування:
* Консультація з дієтологом для підбору відповідної дієти.
c. Емоційна підтримка :
* Багато пацієнтів після операції на серці відчувають депресію або тривогу. Психологічна підтримка може бути корисною.
d. Пропаганда здорового способу життя :
* Заохочуйте людей кинути палити, регулярно займатися фізичними вправами та збалансовано харчуватися.

Постінтервенційний менеджмент у кардіології є багатовимірним і вимагає ретельного клінічного моніторингу, відповідних медичних втручань, емоційної підтримки та цілеспрямованого навчання пацієнтів. Міжпрофесійна співпраця є ключовим фактором для забезпечення оптимального одужання.

Методи реанімації серцево-легеневі.

Серцево-легенева реанімація (СЛР) - це життєво важлива техніка, яка використовується для порятунку життя людини, яка зупинилася дихати та/або серце якої зупинилося. Нижче наведено огляд етапів і технік, пов'язаних із СЛР, хоча для набуття цих навичок необхідна практична підготовка під керівництвом професіоналів.

1. Розпізнавання зупинки серця

a. Швидка оцінка свідомості :

- Обережно потрясіть людину і крикніть, щоб перевірити, чи вона притомна.

b. Перевірте дихання :

- Якщо людина не дихає або дихає ненормально (наприклад, задихається), починайте СЛР.

2. Екстрений виклик

a. Попередьте екстрені служби :

- Якщо ви на самоті, швидко зателефонуйте в службу порятунку, перш ніж починати СЛР.
- Якщо присутні інші люди, попросіть одного з них зробити це.

3. Реанімація

a. Стиснення грудної клітки :

- Станьте на коліна поруч з людиною.
- Покладіть п'яту руки в центр грудей, потім іншу руку зверху і переплетіть пальці.
- Робіть сильні, швидкі натискання на глибину не менше 5 см (для дорослої людини) зі швидкістю не менше 100-120 натискань на хвилину.

b. Вентиляція (якщо є відповідна підготовка):

- Після 30 натискань зробіть 2 вдихи.
- Нахиліть голову людини назад, підніміть підборіддя, затисніть ніс і вентилюйте, вдуваючи повітря в рот, поки грудна клітка не підніметься.

c. Продовження:

- Продовжуйте цикл 30:2 до прибуття допомоги, відновлення нормального дихання потерпілого або виснаження рятувальника.

4. Дефібриляція

a. Використання автоматичного зовнішнього дефібрилятора (АЗД):

- Якщо є АЗД, відкрийте його і дотримуйтесь голосових або візуальних інструкцій.
- Прикладіть електроди, як вказано, переконайтеся, що ніхто не торкається потерпілого, а потім натисніть кнопку розряду, якщо АЗД рекомендує це зробити.

5. Пост-РКП

a. Якщо пацієнт приходить до тями:
- Покладіть пацієнта в бічне безпечне положення.
- Регулярно перевіряйте дихання.
- Залишайтеся з людиною до прибуття допомоги.

b. Якщо пацієнт не приходить до тями:
- Продовжуйте СЛР до прибуття допомоги або до виснаження людини, що реагує.

6. Підтримання навичок та безперервне навчання

Важливо регулярно відвідувати навчальні курси з СЛР, щоб підтримувати свої навички в актуальному стані, особливо у зв'язку з періодичним оновленням рекомендацій.

СЛР - це життєво важлива навичка, яка може врятувати життя у випадку зупинки серця. Вона вимагає регулярних практичних тренувань, зокрема з техніки компресії та вентиляції легень, а також використання АЗД. Рекомендації можуть відрізнятися в різних організаціях і регіонах, тому важливо ознайомитися з місцевими інструкціями та пройти акредитоване навчання.

Розділ 4

ЛІКИ ТА МЕДИКАМЕНТИ КАРДІОЛОГІЧНЕ ЛІКУВАННЯ

Основні класи препаратів: бета-блокатори, антикоагулянти, статини.

Кожен клас препаратів має специфічну дію на серцево-судинну систему. Вони відіграють вирішальну роль у лікуванні та профілактиці серцево-судинних захворювань. Ось презентація трьох згаданих класів:

1. Бета-блокатори
a. Механізм дії :
- Бета-блокатори пригнічують бета-адренергічні рецептори, що знижує частоту серцевих скорочень і силу скорочення серця, тим самим зменшуючи потребу міокарда в кисні.

b. Основні показання :
- Гіпертонія.
- Стенокардія.
- Серцева недостатність.
- Після інфаркту міокарда.
- Аритмії.

c. Приклади ліків:
- Атенолол.
- Бісопролол.
- Пропранолол.
- Метопролол.

d. Загальні побічні ефекти :
- Втома.
- Брадикардія (уповільнений серцевий ритм).
- Падіння артеріального тиску при переході в положення стоячи.
- Проблеми зі сном, кошмари.
- Холодні кінцівки.

2. Антикоагулянти

a. Механізм дії :
- Антикоагулянти запобігають згортанню крові, втручаючись у каскад коагуляції, тим самим знижуючи ризик утворення тромбів.

b. Основні показання :
- Миготлива аритмія.
- Тромбоз глибоких вен.
- Тромбоемболія легеневої артерії.
- Профілактика тромбозу після певних операцій (наприклад, заміни серцевого клапана).

c. Приклади ліків:
- Варфарин (кумадин).
- Гепарин.
- Ривароксабан (Ксарелто).
- Апіксабан (Eliquis).

d. Загальні побічні ефекти :
- Кровотеча.
- Гематоми.
- Шлунково-кишкова кровотеча.
- Анемія.

3. Статини

a. Механізм дії :
- Статини пригнічують фермент, необхідний для вироблення холестерину печінкою, тим самим знижуючи рівень ЛПНЩ ("поганого" холестерину) в крові.

b. Основні показання :
- Гіперхолестеринемія.
- Профілактика серцево-судинних подій у пацієнтів з високим ризиком.

c. Приклади ліків:
- Аторвастатин (Ліпітор).
- Симвастатин (Зокор).
- Розувастатин (Крестор).
- Правастатин (Правахол).

d. Загальні побічні ефекти :
* М'язовий біль.
* Підвищення рівня печінкових ферментів.
* Розлади травлення.
* Ризик розвитку діабету (рідко).
*

Ці препарати відіграють важливу роль у лікуванні серцево-судинних захворювань. Однак їх застосування вимагає ретельного моніторингу через потенційні побічні ефекти та можливі лікарські взаємодії. Ефективна комунікація між пацієнтом, медсестрою та лікарем має вирішальне значення для забезпечення безпечного та ефективного застосування цих препаратів.

Адміністрування та нагляд побічні ефекти.

Введення ліків та моніторинг їхніх побічних ефектів є основою роботи медичної сестри в кардіології. Безпечне введення вимагає досконалого знання кожного препарату, в той час як моніторинг дозволяє виявити та зменшити ризики для пацієнта.

1. Принципи безпечного застосування лікарських засобів

a. П'ять правильних перевірок :
* Правильний пацієнт: Завжди перевіряйте ім'я та дату народження.
* Правильні ліки: Переконайтеся, що вам призначено саме ті ліки, які ви приймаєте.
* Правильна доза: перевірте призначену дозу і порівняйте її з тією, яку ви фактично вводите.
* Правильний шлях: перорально, внутрішньовенно, підшкірно тощо.

- Правильний час: дотримуйтесь встановленого інтервалу між прийомами.

b. Техніка адміністрування :
- Забезпечити стерильність під час внутрішньовенного введення.
- Перевірте наявність відомих протипоказань або алергії.
- Завжди повідомляйте пацієнту, що ви вводите.

2. Моніторинг побічних ефектів

a. Загальні спостереження :
- Регулярно вимірюйте життєві показники.
- Слідкуйте за кровотечею або гематомами, особливо при прийомі антикоагулянтів.
- Перевірте рівень болю та дискомфорту.
- Вислухайте занепокоєння та відгуки пацієнта.

b. Біологічні тести :
- Для деяких ліків можуть знадобитися регулярні аналізи крові, наприклад, для контролю ефективності антикоагулянтів або для перевірки функції печінки при прийомі певних статинів.

c. Виявлення побічних ефектів:
- Наприклад, бета-блокатори можуть викликати брадикардію. Якщо пацієнт скаржиться на сильну втому або запаморочення, це може свідчити про занадто повільний серцевий ритм.
- Як згадувалося вище, статини можуть викликати біль у м'язах.

d. Реакція на побічні ефекти :
- Це може варіюватися від простого спостереження до припинення прийому ліків, зміни дози або переходу на інший препарат. Завжди повідомляйте лікаря про будь-які побічні ефекти, які ви помітили.

e. Навчання пацієнтів:
- Інформуйте пацієнтів про потенційні побічні ефекти, щоб вони могли їх розпізнати і повідомити про будь-які проблеми.

- Надавайте письмову інформацію, коли це можливо, щоб пацієнт міг звернутися до неї пізніше.

Правильне введення ліків і моніторинг побічних ефектів мають важливе значення для забезпечення безпеки пацієнта. Медична сестра відіграє в цьому центральну роль, виступаючи посередником між лікарем і пацієнтом, і гарантуючи, що лікування буде максимально ефективним і безпечним. Відкрите спілкування з пацієнтом, навчання та ретельне спостереження є ключами до цієї місії.

Важливість навчання пацієнтів.

Навчання пацієнтів є фундаментальним компонентом медсестринського догляду. У кардіології, де пацієнти часто стикаються з модифікацією способу життя, тривалим прийомом ліків і регулярним моніторингом, активне розуміння та участь пацієнта є запорукою успішного лікування.

1. Центральна роль у профілактиці та управлінні
a. Розуміння хвороби:
- Поінформовані пацієнти краще розуміють природу свого стану, що допомагає їм приймати і виконувати медичні рекомендації.
b. Самоуправління :
- Освічені пацієнти краще підготовлені до того, щоб самостійно контролювати свій стан, зокрема, розпізнавати симптоми та розуміти важливість дотримання режиму лікування.

2. Прихильність до лікування
a. Важливість ліків:
- Поінформований пацієнт розуміє, чому йому призначено той чи інший препарат, його переваги,

потенційні побічні ефекти та необхідність його регулярного прийому.

b. Важливість медичного спостереження:

- Під час навчання можна підкреслити важливість регулярних візитів до лікаря або подальших аналізів для контролю прогресування хвороби та ефективності лікування.

3. Зміна способу життя

a. Харчові звички :

- Поради щодо здорової для серця дієти можуть допомогти зменшити фактори ризику.

b. Вправа :

- Поінформовані пацієнти розуміють важливість фізичної активності, адаптованої до їхнього стану.

c. Відмова від куріння та помірне вживання алкоголю:

- Просвітницька робота висвітлює небезпеку певних звичок і те, як вони погіршують перебіг серцевих захворювань.

4. Зменшення тривожності та підвищення впевненості

a. Активна участь у лікуванні:

- Пацієнти, які розуміють свій стан і лікування, часто менш тривожні і відчувають себе більш контрольованими.

b. Відкрите спілкування :

- Освіта заохочує діалог між пацієнтами та медичними працівниками, зміцнюючи взаємну довіру.

5. Підготовка до виписки та подальше спостереження

a. Самоуправління вдома :

- Навчання готує пацієнтів до управління своїм станом після виписки з лікарні, наголошуючи на важливості дотримання розпорядку дня, прийому ліків і будь-яких тривожних симптомів.

b. Важливість груп підтримки :
- Пацієнтів можна поінформувати про існування груп підтримки або громадських ресурсів, які можуть допомогти їм на цьому шляху.

-

Навчання пацієнтів - це не просто передача інформації; це процес, який дає пацієнтам можливість взяти на себе відповідальність за своє здоров'я, тісно співпрацювати зі своєю медичною командою та покращувати якість свого життя. У кардіології, враховуючи часто хронічний характер захворювання, освіта відіграє життєво важливу роль у пропаганді здорового способу життя та зменшенні повторних госпіталізацій і ускладнень.

Розділ 5

КОМУНІКАЦІЯ З КАРДІОЛОГІЧНИМ ПАЦІЄНТОМ

Оголошення діагнозу : методики та рекомендації.

Оголошення діагнозу, особливо у випадку серйозного або хронічного захворювання, є делікатним і вирішальним етапом у терапевтичних відносинах. Спосіб, у який ця інформація повідомляється, може мати тривалий вплив на сприйняття пацієнтом своєї хвороби, його довіру до медичної команди та прихильність до лікування. Пропонуємо кілька прийомів і рекомендацій для цього делікатного етапу:

1. Підготовка до реклами
a. Вибір часу і місця:
- Переконайтеся, що обстановка приватна і спокійна, без відволікань і перерв.
- Обраний час має сприяти глибокому обговоренню.

b. Зібрати всю необхідну інформацію:
- Будьте готові надати детальну інформацію про діагноз, прогноз і наступні кроки.

c. Наявність підтримки :
- Попросіть, щоб пацієнта супроводжував хтось із близьких для емоційної підтримки та допомоги в запам'ятовуванні й розумінні інформації.

2. Техніка реклами
a. Почніть зі вступу:
- "У мене є результати ваших аналізів і я хотів би обговорити їх з вами". Це задає тон і готує пацієнта.

b. Зрозуміла і проста мова:
- Уникайте медичного жаргону. Використовуйте терміни, зрозумілі пацієнту, але будьте точними і чесними.

c. Перевірте розуміння пацієнта:
- Ставте відкриті запитання, наприклад: "Що ви зрозуміли з того, що я щойно сказав?

d. Перегляньте варіанти лікування:
- Надайте огляд наступних кроків, можливих методів лікування та їхніх наслідків.

e. Враховуйте емоційну реакцію:
- Проявляйте емпатію. Визнайте емоції пацієнта: "Я розумію, що це вас засмучує".

3. Після оголошення

a. Дайте пацієнтові можливість поставити запитання:
- Переконайтеся, що вони мають достатньо часу, щоб поставити запитання та висловити свої побоювання.

b. Забезпечити ресурси:
- Пропонуйте брошури, перевірені веб-сайти та інші освітні ресурси, пов'язані з діагностикою.

c. Запропонуйте подальші дії:
- Заплануйте ще одну консультацію, щоб обговорити деталі, варіанти лікування та відповісти на всі нові запитання.

d. Заохочуйте емоційну підтримку:
- Запропонуйте групи підтримки, терапію або фахівців, які спеціалізуються на емоційній підтримці тих, кому поставили діагноз.

4. Загальні рекомендації

a. Тренінг з комунікації :
- Медичні працівники можуть пройти спеціальну підготовку щодо того, як повідомляти складні новини.

b. Самообслуговування:
- Оголошення діагнозу також може бути емоційно складним для фахівців. Знайдіть час, щоб розібратися з власними емоціями, і зверніться за підтримкою, якщо це необхідно.

Повідомлення діагнозу - один з найважливіших і найделікатніших обов'язків медичних працівників. Ефективна комунікація, позначена співчуттям і повагою, може допомогти встановити міцні терапевтичні стосунки і провести пацієнта через майбутні виклики.

Терапевтична освіта: забезпечення ключі до профілактики для пацієнтів.

Терапевтичне навчання - це підхід, орієнтований на пацієнта, який має на меті надати пацієнтам навички, знання та впевненість для проактивного управління своїм захворюванням. У кардіології, де зміни способу життя відіграють вирішальну роль у запобіганні ускладнень і лікуванні симптомів, терапевтичне навчання є наріжним каменем лікування.

1. Що таке терапевтична освіта?
a. Визначення :
  * Структурований підхід до інформування, навчання та підтримки пацієнтів щодо їхньої хвороби, лікування та профілактики.
b. Цілі:
  * Покращити розуміння пацієнтами своєї хвороби.
  * Посилення автономії пацієнта в повсякденному управлінні.
  * Сприяти кращій прихильності до лікування.

2. Інформування людей про хворобу
a. Розуміння серцевих захворювань :
  * Пояснення патофізіології, симптомів та можливих ускладнень.
b. Супутні ризики :
  * Інформація про фактори ризику, такі як гіпертонія, діабет, куріння тощо.

c. Прогноз :
- Запропонуйте реалістичну перспективу очікувань з точки зору розвитку та лікування.

3. Пропаганда здорового способу життя
a. Збалансоване харчування :
- Важливість дієти з низьким вмістом солі, насичених жирів і цукру.
- Підвищення обізнаності про переваги середземноморської дієти або дієти DASH для здоров'я серця.

b. Фізичні вправи :
- Важливість регулярної активності, адаптованої до стану пацієнта.
- Надайте рекомендації щодо частоти, інтенсивності, типу та тривалості.

c. Уникайте токсинів :
- Заохочуйте людей кинути палити.
- Просвіщайте людей про помірне вживання алкоголю.

d. Управління стресом :
- Техніки релаксації, медитації та управління стресом для зниження артеріального тиску і поліпшення здоров'я серця.

4. Управління медикаментозним лікуванням
a. Розуміння лікування:
- Поясніть роль кожного препарату, його потенційні побічні ефекти та важливість.

b. Прихильність до лікування:
- Методи забезпечення регулярного прийому: окопи, будильники, розпорядок дня.

5. Самоконтроль симптомів
a. Розпізнавання симптомів :
- Розкажіть пацієнтам про тривожні ознаки, такі як задишка або біль у грудях.

b. Дії, які необхідно вжити :
  * Що робити, якщо симптоми погіршуються або з'являються нові.

6. Прихильність до медичного спостереження
a. Важливість зустрічей :
  * Підвищуйте обізнаність про необхідність регулярних перевірок і подальших аналізів.
b. Ведення щоденників здоров'я :
  * Заохочуйте пацієнтів вести щоденник своїх симптомів, дієти, фізичних вправ тощо.

Терапевтична освіта - це довгострокова інвестиція у здоров'я та благополуччя пацієнтів. Надаючи пацієнтам інструменти, необхідні для того, щоб взяти на себе відповідальність за здоров'я свого серця, ми посилюємо їхню активну роль у лікуванні, що має довготривалі переваги для якості їхнього життя та довголіття.

Враховуючи психологічний вимір: управління тривогою, стрес і депресія.

Психологічний аспект відіграє вирішальну роль у лікуванні пацієнтів із серцевими захворюваннями. Серцеві захворювання можуть мати глибокий вплив на психічний стан пацієнта, так само як тривога, стрес і депресія можуть впливати на здоров'я серця. Тому важливо інтегрувати глобальний підхід, який розглядає психічне здоров'я як невід'ємний компонент кардіологічної допомоги.

1. Психологічний вплив серцевих захворювань
a. Шок від діагнозу:
  * Початкові емоції, такі як заперечення, страх і невпевненість.

b. Повсякденні турботи :
- Занепокоєння щодо симптомів, рецидиву або хірургічного втручання.

c. Наслідки для самооцінки :
- Як зміна способу життя, фізичні обмеження або шрами можуть вплинути на самооцінку.

2. Виявлення ознак і симптомів

a. Симптоми тривоги :
- Прискорене серцебиття, підвищена пітливість, тремтіння, задишка.

b. Ознаки депресії :
- Постійний смуток, втрата інтересу, зміна апетиту або ваги, втома.

c. Хронічний стрес:
- М'язова напруга, головний біль, дратівливість, безсоння.

3. Методи управління тривогою та стресом

a. Техніки релаксації :
- Глибоке дихання, медитація, керована візуалізація.

b. Когнітивна та поведінкова терапія:
- Кидайте виклик негативним думкам, розвивайте навички вирішення проблем.

c. Фізична активність :
- Фізичні вправи як засіб зменшення стресу та покращення настрою.

d. Групи підтримки :
- Ділитися досвідом з іншими кардіологічними пацієнтами, відчувати розуміння та підтримку.

4. Лікування депресії

a. Індивідуальна терапія:
- Попрацюйте з терапевтом, щоб дослідити основні причини та розробити стратегії подолання.

b. Ліки:
  * Антидепресанти та їх роль, потенційні побічні ефекти.
c. Втручання на рівні способу життя:
  * Важливість повноцінного сну, збалансованого харчування та позитивних соціальних стосунків.

5. Важливість підтримки
a. Сім'я і друзі:
  * Їх роль у наданні емоційної підтримки, заохочення та допомоги у повсякденних справах.
b. Медичні працівники:
  * Співпраця з кардіологами, психологами, психіатрами та іншими фахівцями.
c. Освіта та обізнаність:
  * Допомогти пацієнтам зрозуміти зв'язок між серцем і психічним здоров'ям.

6. Профілактика
a. Виявлення стресових факторів :
  * Розпізнавати тригери та впроваджувати стратегії для їх подолання.
b. Оздоровча рутина :
  * Встановіть розпорядок дня, який включає час для себе, відпочинку, фізичних вправ і приємних занять.
c. Регулярний моніторинг :
  * Регулярні консультації з медичними працівниками для моніторингу та лікування симптомів.

Зрозуміло, що психологічний аспект є фундаментальним у лікуванні серцевих захворювань. Особлива увага до емоційного та психічного стану пацієнта, а також надання необхідних інструментів для управління стресом, тривогою та депресією є важливими для забезпечення повного одужання та оптимальної якості життя.

Розділ 6

ЕТИЧНІ ВИКЛИКИ І ПРОФЕСІЙНО

Підтримка в кінці життя в кардіології.

Кінець життя - особливо делікатний та емоційний час для пацієнтів з прогресуючими серцево-судинними захворюваннями та їхніх родин. Підтримка на цьому етапі вимагає комплексного підходу, в основі якого лежить співчуття, вміння слухати і повага до вибору пацієнта, забезпечуючи при цьому найкращу можливу якість життя.

1. Розпізнавання ознак невиліковної хвороби
a. Клінічне погіршення:
- Повторні епізоди серцевої недостатності, стійка задишка, сильна втома.
b. Рефрактерні симптоми :
- Безперервний біль у грудях, набряк, що не піддається лікуванню.
c. Функціональні зміни :
- Зниження повсякденної активності, підвищена залежність від опікунів.

2. Спілкування наприкінці життя
a. Наблизьтеся до предмета :
- Коли і як розпочати дискусію.
b. Інформувати, не відчужуючи :
- Надання чіткої, реалістичної інформації з повагою до емоцій пацієнтів та їхніх родин.
c. Врахування побажань пацієнта:
- Попередні розпорядження, заповіти тощо.

3. Лікування симптомів
a. Зняття болю:
- Використання анальгетиків та опіоїдів за необхідності.

b. Лікування задишки:
- Киснева терапія, медикаментозне лікування, релаксаційні техніки.

c. Інші симптоми:
- Лікування набряків, безсоння, тривоги тощо.

4. Психологічна та духовна підтримка

a. Емоційна підтримка :
- Психологічна підтримка пацієнтів та їхніх родин.

b. Духовна допомога :
- Капелани, духовні наставники, ритуали та релігійні практики.

5. Етика та складні рішення

a. Обмеження або припинення лікування:
- Обговорення продовження, обмеження або припинення інвазивних процедур, прийому ліків тощо.

b. Повага до побажань пацієнта:
- Забезпечення того, щоб рішення відображали вподобання та цінності пацієнта.

c. Термінальна седація :
- Використовується у випадках рефрактерних симптомів для забезпечення комфорту пацієнта.

6. Роль бригади з надання допомоги

a. Командна робота:
- Співпраця між кардіологами, медсестрами, соціальними працівниками, психологами тощо.

b. Турбота про себе :
- Розпізнавання та управління стресом і вигоранням.

c. Безперервне навчання :
- Навчання з догляду за хворими наприкінці життя, етики та комунікації.

<u>7. Після твоєї смерті</u>
a. Підтримка сім'ї :
* Допомога з адміністративними формальностями, психологічна підтримка.

b. Втрата:
* Розпізнавання стадій горя, надання ресурсів та груп підтримки.

c. Вшанування пам'яті:
* Вшанування пам'яті пацієнта, святкування його життя.

Підтримка наприкінці життя в кардіології - це складний процес, який вимагає багатовимірного підходу. Окрім медичних втручань, він включає в себе розгляд людини в цілому, вислуховування її побажань, забезпечення комфорту та підтримку сім'ї. Це місія, яка є одночасно вимогливою і глибоко людяною для всієї медичної команди.

Командна робота: робота з лікарями, медсестрами тощо.

У медичному середовищі, зокрема в кардіології, догляд за пацієнтом - це справа не однієї людини, а мультидисциплінарної команди. Така співпраця забезпечує комплексне, оптимальне та персоналізоване лікування. Але робота в команді також може принести свою частку викликів. Давайте розглянемо різні аспекти такої співпраці, від її переваг до потенційних перешкод.

<u>1. Ключові гравці в команді</u>
a. Лікарі:
* Кардіологи, кардіохірурги, лікарі загальної практики.

b. Медсестри:
* Медсестри, що спеціалізуються на кардіології, клінічні медсестри.

c. Помічники по догляду :
* Їх роль у базовому догляді та повсякденній допомозі.

d. Інші фахівці :
* Дієтологи, фізіотерапевти, психологи, соціальні працівники, спеціалісти з візуалізації тощо.

2. Переваги співпраці

a. Комплексний догляд :
* Погляд на потреби пацієнта на 360°.

b. Різноманітність навичок :
* Кожен учасник привносить свою експертизу.

c. Збагачення обмінів :
* Можливість обговорювати кейси, вчитися та адаптуватися.

d. Безперервність догляду :
* Забезпечення плавного переходу між різними етапами лікування.

3. Виклики співпраці

a. Спілкування :
* Важливість встановлення чітких каналів комунікації.

b. Повага до навичок :
* Цінність і визнання ролі кожного.

c. Управління конфліктами :
* Техніки розрядки та вирішення розбіжностей.

d. Координація:
* Забезпечити ефективну координацію між різними гравцями.

4. Техніки та інструменти для ефективної співпраці

a. Регулярні зустрічі команди :
* Час для обміну досвідом, доопрацювання та обговорення складних кейсів.

b. Технологічні інструменти :
 * Спільні інформаційні системи, електронні файли, комунікаційні програми.
c. Міжпрофесійна підготовка:
 * Спільні тренінги для покращення взаєморозуміння ролей.

5. Ключова роль медичної сестри
a. Посередник:
 * Полегшує комунікацію між пацієнтом і медичною командою.
b. Координатор:
 * Організація та забезпечення виконання плану догляду.
c. Вихователь:
 * Обмін інформацією, навчання опікунів та пацієнтів.

6. Важливість взаємного визнання
a. Підвищення ролі :
 * Визнайте важливість кожного члена команди.
b. Регулярний зворотній зв'язок :
 * Обговоріть успіхи, виклики та сфери для вдосконалення.
c. Святкування успіху :
 * Моменти для святкування успіхів і зміцнення командної згуртованості.
 *

Командна робота є фундаментальною в кардіології. Вона забезпечує цілісний догляд за пацієнтом, поєднуючи медичну експертизу, медсестринський догляд, психологічну підтримку та багато іншого. Щоб ця співпраця була успішною, вона вимагає взаємного спілкування, поваги, навчання та визнання.

Управління стресом та навантаження.

Робота в кардіології часто асоціюється з довгим і ненормованим робочим днем, підвищеною відповідальністю та великим емоційним навантаженням. Медичні сестри, зокрема, перебувають на передовій, надаючи невідкладну допомогу, встановлюючи контакт з пацієнтами та виконуючи безліч завдань. У цьому контексті управління стресом і робочим навантаженням має важливе значення для підтримки оптимального психічного і фізичного здоров'я та надання якісної медичної допомоги.

1. Розуміння джерел стресу
a. Зовнішні фактори :
- Шалений темп роботи, надзвичайні ситуації, брак ресурсів тощо.

b. Внутрішні фактори :
- Прагнення до досконалості, страх невдачі, самонавіювання тощо.

c. Емоційний заряд:
- Протистояння хворобі, смерті та стражданням пацієнтів і їхніх родин.

2. Симптоми стресу
a. Фізика:
- Втома, головний біль, проблеми зі сном тощо.

b. Психіка:
- Дратівливість, тривога, депресія, втрата концентрації.

c. Поведінковий :
- Прокрастинація, ізоляція, надмірне споживання алкоголю чи їжі тощо.

3. <u>Стратегії управління робочим навантаженням</u>
a. Планування та організація:
  • Розставляти пріоритети, керувати часом, використовувати інструменти планування.
b. Делегування:
  • Розпізнавати завдання, які можна доручити іншим.
c. Безперервне навчання :
  • Здобути нові навички для ефективного управління завданнями.
d. Робити перерви:
  • Важливість виділення часу на перезарядку батарейок.

4. <u>Методи управління стресом</u>
a. Глибоке дихання і медитація :
  • Техніки перефокусування та управління тривогою.
b. Фізичні вправи :
  • Вивільнення ендорфінів, розслаблення м'язів.
c. Соціальний зв'язок :
  • Поговоріть про свої почуття, зверніться за підтримкою до колег, друзів і сім'ї.
d. Дозвілля та приємні заняття :
  • Заряджайте батареї поза робочим місцем.

5. <u>Важливість супервізії та професійної підтримки</u>
a. Регулярний нагляд :
  • Спеціальні зони для обговорення викликів, емоцій та стратегій.
b. Послуги психологічної підтримки :
  • Доступ до професіоналів для подолання стресу, вигорання тощо.

6. <u>Профілактика як ключ до успіху</u>
a. Визнайте свої межі :
  • Знати, коли зробити перерву або попросити про допомогу.

b. Самообслуговування:
*   Встановіть здоровий режим дня, висипайтеся і добре харчуйтеся.
c. Підвищення обізнаності та навчання на робочому місці:
*   Семінари та інформаційні сесії з управління стресом для персоналу.

<u>7. Додаткові ресурси</u>
a. Книги, подкасти, додатки:
*   Інструменти для вивчення нових технік управління стресом.
b. Групи підтримки :
*   Простір для обміну досвідом та порадами.
Управління стресом і робочим навантаженням має першорядне значення для кардіологів. Розпізнаючи джерела стресу, впроваджуючи стратегії подолання та шукаючи відповідної підтримки, можна орієнтуватися в цій складній сфері, зберігаючи гарне самопочуття та забезпечуючи відмінний догляд за пацієнтами.

Розділ 7

БЕЗПЕРЕРВНА ОСВІТА ТА ПЕРСПЕКТИВИ НА МАЙБУТНЄ

Можливі спеціалізації: ритмологія, кардіохірургія.

Сфера кардіології дуже широка і продовжує розвиватися разом з технологічним і науковим прогресом. Для медсестер, які захоплюються цією галуззю, існує низка спеціалізацій, що дозволяють їм зосередитися на конкретних підгалузях і поглибити свої навички. У цьому розділі ми розглянемо дві ключові спеціалізації: ритмологія та кардіохірургія.

1. Ритмологія
a. Вступ :
  • Що таке ритмологія? Огляд цієї підспеціальності.
b. Порушення серцевого ритму:
  • Аритмії, фібриляція передсердь, тахікардія, брадикардія тощо.
c. Ритмологічні процедури :
  • Катетерна абляція, імплантація кардіостимулятора, серцевих дефібриляторів.
d. Роль медичної сестри з ритмології :
  • Підготовка пацієнтів до процедур, післяопераційний моніторинг, навчання пацієнтів щодо імплантованих пристроїв, довгострокове спостереження.
e. Необхідна підготовка та навички:
  • Спеціальні курси, сертифікати та додаткове навчання.

2. Кардіохірургія
a. Вступ :
  • Огляд кардіохірургії та її значення.
b. Типи операцій :
  • Коронарне шунтування, операція на клапанах, трансплантація серця, операція на аорті тощо.

c. Передопераційний період:
- Роль медичної сестри у підготовці пацієнта, передопераційному обстеженні та навчанні пацієнта.

d. Післяопераційний період:
- Моніторинг життєво важливих показників, знеболення, догляд за ранами, можливі ускладнення.

e. Кардіологічна реабілітація:
- Реабілітаційна програма, навчання пацієнтів, заохочення фізичної активності.

f. Необхідна підготовка та навички:
- Спеціалізація в кардіореанімації, стажування в кардіохірургії, спеціальні сертифікати.

3. Виклики та переваги спеціалізації

a. Зобов'язання щодо навчання :
- Потреба в постійному навчанні та науковому моніторингу.

b. Управління емоціями :
- Протистояння напруженим ситуаціям, надання емоційної підтримки пацієнтам та їхнім родинам.

c. Професійні нагороди :
- Задоволення від порятунку життів, визнання ролі фахівця, можливість професійного розвитку.

4. Перспективи на майбутнє

a. Технологічний прогрес :
- Нові прилади, менш інвазивні хірургічні методики.

b. Дослідження та клінічні розробки:
- Участь у клінічних дослідженнях, адаптація до нових настанов і рекомендацій.

c. Кар'єрні можливості :
- Керівні посади, викладання, дослідження.

Ритмологія та кардіохірургія - дві захоплюючі спеціалізації в кардіології, які пропонують медсестрам можливість поглибити свої знання, розвинути спеціальні навички та зробити значний вплив на життя пацієнтів. Ці спеціалізації вимагають відданості навчанню і практиці, але також пропонують величезну професійну і особисту винагороду.

Важливість регулярного оновлення знань.

Медицина - галузь, що постійно розвивається. Щодня робляться нові відкриття, з'являються передові технології, а протоколи та настанови регулярно змінюються відповідно до нових доказів. У кардіології, зокрема, досягнення можуть змінити життя пацієнтів, тому регулярне оновлення знань має вирішальне значення для всіх медичних працівників, включаючи медсестер.

1. Медичний світ постійно змінюється
a. Нові відкриття :
- Вплив досліджень та клінічних випробувань на наше розуміння серцевих захворювань та їх лікування.

b. Технологічний прогрес :
- Поява більш досконалого обладнання та методик для діагностики, лікування та моніторингу кардіологічних пацієнтів.

c. Зміна протоколів :
- Зміни до клінічних настанов на основі нових доказів.

2. Наслідки для кардіологічної медсестри
a. Кращий догляд за пацієнтами :
- Застосування новітніх методів і технік для покращення результатів лікування пацієнтів.

b. Професійна відповідальність :
* Етичне та юридичне зобов'язання надавати медичну допомогу на основі найкращих наявних доказів.
c. Безпека пацієнта:
* Зменшення кількості медичних помилок та ускладнень завдяки використанню найкращих практик.

3. Засоби оновлення
a. Безперервна освіта :
* Курси, семінари та тренінги, організовані професійними або академічними установами.
b. Професійні публікації :
* Медичні журнали, статті, спеціалізовані інформаційні бюлетені.
c. Конференції та конгреси:
* Участь у національних та міжнародних заходах, щоб почути експертів та обмінятися думками з колегами.
d. Професійні мережі :
* Медсестринські групи, професійні асоціації, онлайн-платформи для обміну знаннями та досвідом.

4. Виклики оновлення
a. Швидка еволюція :
* Складно встигати за новою інформацією.
b. Розпізнавання інформації :
* Оцінка якості та релевантності нової інформації.
c. Час і витрати :
* Знайти час і ресурси для постійного навчання.

5. Вплив на кар'єр
a. Професійне визнання :
* Підвищення довіри та поваги з боку колег і керівництва.

b. Розвиток кар'єри :
* Можливості для просування по службі або спеціалізації завдяки сучасній експертизі.
с. Особисте задоволення :
* Почуття досягнення у наданні найкращого догляду.

Регулярне оновлення знань - це не лише обов'язок медичних сестер у кардіології, це необхідність для забезпечення якості та безпеки догляду за пацієнтами. Це вимагає відданості справі, допитливості та прагнення до професійної досконалості.

Інновації в кардіології: турбота про завтрашній день.

Кардіологія, як і багато інших галузей медицини, постійно розвивається під впливом технологічного прогресу, наукових відкриттів та необхідності реагувати на зростаючі клінічні виклики. Ці інновації трансформують способи діагностики, лікування та моніторингу пацієнтів. У цьому розділі ми розглянемо деякі з останніх і перспективних інновацій, які формують майбутнє кардіологічної допомоги.

1. <u>Передові технології діагностики</u>
a. 3D-зображення серця:
* Забезпечує детальний огляд серця, підвищуючи точність діагностики.
b. Позитронно-емісійна томографія (ПЕТ) :
* Оцінити стан здоров'я серцевого м'яза та виявити відхилення від норми.
с. Переносні пристрої та телемедицина:
* Постійний дистанційний моніторинг пацієнтів, раннє виявлення аномалій.

2. <u>Малоінвазивні та роботизовані процедури</u>
a. Роботизована хірургія:
   * Більша точність, скорочений час відновлення, мінімальні рубці.
b. Катетерні процедури:
   * Лікування вальвулопатії без операції на відкритому серці.
c. Біорозбірні імплантати :
   * Стенти, які з часом розчиняються, зменшуючи віддалені ускладнення.

3. <u>Генна та клітинна терапія</u>
a. Регенерація серця :
   * Використання стовбурових клітин для відновлення пошкоджених тканин серця.
b. Генетичний таргетинг :
   * Генетична терапія для лікування певних захворювань.

4. <u>Доповнена та віртуальна реальність</u>
a. Навчання та освіта:
   * Використання VR для навчання медичних працівників складним процедурам.
b. Допомога в хірургічному втручанні:
   * 3D-візуалізація під час операцій для більшої точності.

5. <u>Штучний інтелект та аналіз даних</u>
a. Прогнозування захворювання :
   * Аналіз даних для виявлення пацієнтів з групи ризику.
b. Діагностична допомога :
   * Системи штучного інтелекту для виявлення аномалій на ЕКГ, зображеннях тощо.
c. Управління лікуванням:
   * ШІ для адаптації лікування до індивідуальних потреб.

6. Нові ліки та методи лікування
a. Цільові препарати :
  • Терапії на основі молекулярної біології для більш ефективного лікування з меншою кількістю побічних ефектів.
b. Імунотерапія:
  • Використання імунної системи для лікування деяких серцевих захворювань.

7. Виклики інновацій
a. Доступ і вартість :
  • Забезпечення рівного доступу до нових технологій.
b. Навчання та адаптація:
  • Потреба в навчанні медичних працівників новим методикам.
c. Етика та регулювання:
  • Орієнтуватися в етичних питаннях, що виникають у зв'язку з такими досягненнями, як генетичні маніпуляції.

Майбутнє кардіології є світлим, з багатьма багатообіцяючими інноваціями, що перебувають на стадії розробки. Ці досягнення дають надію на значні покращення в лікуванні кардіологічних пацієнтів, але вони також потребують постійного осмислення і навчання для того, щоб їх етично і ефективно інтегрувати в рутинну медичну допомогу.

Розділ 8

БЛАГОПОЛУЧЧЯ ТА САМОКОНТРОЛЬ ПАЦІЄНТА

Заохочення адаптованої фізичної активності

Фізична активність відіграє вирішальну роль у профілактиці та лікуванні серцевих захворювань. Вона може допомогти поліпшити роботу серця, зменшити фактори ризику, такі як ожиріння, високий кров'яний тиск і високий рівень холестерину, а також підвищити загальну витривалість і силу. Однак для людей із серцевими захворюваннями або тих, хто перебуває в групі ризику, дуже важливо, щоб фізична активність відповідала їхнім індивідуальним потребам і здібностям.

1. Початкова оцінка
a. Медичне обстеження:
- Визначити основні медичні стани.
- Оцініть свій поточний рівень фізичної підготовки.
b. Вислуховування побоювань пацієнта:
- Розуміння страхів і побоювань пацієнтів щодо фізичних навантажень.
- Визначте бар'єри для фізичної активності - фізичні, емоційні чи матеріально-технічні.

2. Створення плану фізичної активності
a. Визначення цілей :
- Постановка реалістичних цілей, заснованих на потребах і можливостях пацієнта.
b. Вибір видів діяльності :
- Для початку заохочуйте малотравматичні види діяльності, такі як ходьба або плавання.
- Запропонуйте види діяльності, які подобаються пацієнту і які, ймовірно, будуть підтримуватися впродовж тривалого часу.

3. Моніторинг та коригування

a. Регулярний моніторинг :
- Оцініть прогрес пацієнта.
- Забезпечення безпечного проведення заходів.

b. Коригування плану :
- Поступово збільшуйте інтенсивність або тривалість вправ.
- Вводьте нові види діяльності, щоб уникнути монотонності.

4. Інтеграція фізичної активності у повсякденне життя

a. Практичні поради :
- Заохочуйте пацієнтів використовувати прості засоби для підвищення своєї активності, наприклад, підніматися сходами або ходити пішки у справах.

b. Групи підтримки та громадська діяльність :
- Запропонуйте приєднатися до груп піших прогулянок або адаптованих занять фізичними вправами, щоб скористатися соціальною підтримкою.

5. Освіта та обізнаність

a. Важливість фізичної активності:
- Поясніть переваги для серця і здоров'я в цілому.
- Виділіть потенційне покращення якості життя.

b. Розпізнавання попереджувальних знаків :
- Розкажіть пацієнтам про симптоми, на які слід звертати увагу під час фізичних навантажень, наприклад, незвичний біль у грудях, надмірну задишку або запаморочення.

c. Необхідні запобіжні заходи :
- Наголосіть на важливості розминки та розтяжки до і після заняття.
- Обговоріть важливість гідратації та правильного харчування.

Заохочення до належної фізичної активності є важливим кроком у догляді за кардіологічними пацієнтами. Забезпечуючи відповідну освіту, створюючи індивідуальні плани активності та пропонуючи постійну підтримку, медичні сестри можуть відігравати центральну роль у просуванні активного і здорового способу життя для своїх пацієнтів.

Кардіосалютна дієта та харчування

Харчування відіграє центральну роль у профілактиці та лікуванні серцево-судинних захворювань. Дотримання кардіо-здорової дієти є важливою стратегією для підтримки здорового серця, контролю факторів ризику та покращення загальної якості життя.

1. Основні принципи кардіо-здорового харчування
a. Обмежте насичені та трансжири :
- Розуміти походження цих жирів (жирне м'ясо, жирні молочні продукти, смажена їжа, певні хлібобулочні вироби тощо).
- Наслідки надмірного споживання на рівень холестерину та серцеві захворювання.

b. Підвищене споживання ненасичених жирів:
- Переваги мононенасичених і поліненасичених жирів.
- Основні джерела: оливкова олія, рапсова олія, горіхи, жирна риба, насіння.

c. Зменшення споживання натрію :
- Наслідки надлишку натрію для артеріального тиску.
- Навчіться читати етикетки та обирайте продукти з низьким вмістом натрію.

d. Споживання харчових волокон:
- Переваги розчинної та нерозчинної клітковини для здоров'я серця.

- Джерела клітковини: овочі, фрукти, цільні зерна, бобові.

2. Ключові продукти в кардіо-здоровому харчуванні
a. Риба, багата на омега-3 :
- Користь омега-3 жирних кислот.
- Рекомендації щодо вживання такої риби, як лосось, скумбрія та сардини.

b. Цільнозернові:
- Важливість цільного зерна для здоров'я серця.
- Відмінності між цільнозерновими та очищеними зернами.

c. Овочі та фрукти:
- Антиоксиданти, вітаміни та мінерали, які сприяють здоров'ю серця.
- Різноманітність овочів і фруктів для збалансованого харчування.

d. Горіхи та бобові:
- Користь горіхів і бобових для здоров'я серця.
- Поради, як інтегрувати їх у повсякденне життя.

3. Контроль ваги та здоров'я серця
a. Важливість здорової ваги :
- Розуміти взаємозв'язок між масою тіла, кров'яним тиском і рівнем холестерину.
- Ризики, пов'язані з ожирінням або надмірною вагою.

b. Стратегії схуднення :
- Важливість збалансованого підходу, що поєднує здорове харчування та фізичну активність.
- Уникайте дієт йо-йо та швидких рішень.

4. Освіта та обізнаність
a. Важливість харчування для здоров'я серця :
- Зв'язок дієти з ризиками та перевагами для серця.

b. Демістифікація народних режимів :
  * Аналіз модних дієт та їх потенційного впливу на здоров'я серця.
c. Приготування їжі вдома :
  * Заохочуйте приготування домашніх страв, щоб контролювати інгредієнти та порції.
  * Запропонуйте корисні для серця рецепти.

Здорова для серця дієта є основою здоров'я серця. Медсестри відіграють ключову роль у навчанні пацієнтів правильним харчовим звичкам, спрямовуючи їх до здорового вибору, який допоможе підтримувати здорове серце протягом усього життя.

Контроль куріння та алкоголю та інші фактори ризику

Куріння, надмірне вживання алкоголю та інші ризиковані моделі поведінки є одними з основних факторів, що сприяють розвитку серцево-судинних захворювань. Управління цими факторами має вирішальне значення для запобігання виникненню або прогресуванню серцево-судинних захворювань. Медичні сестри відіграють важливу роль у навчанні, консультуванні та підтримці пацієнтів у їхніх зусиллях змінити таку поведінку.

1. Куріння
a. Вплив куріння на серце :
  * Вплив на артеріальний тиск, частоту серцевих скорочень і здоров'я судин.
  * Зв'язок між курінням та атеросклерозом.
b. Поради щодо відмови від куріння :
  * Поведінкові та медикаментозні стратегії.
  * Групи психологічної підтримки та самодопомоги.

c. Електронні сигарети :
  * Проаналізуйте сучасні дані про його безпеку та ефективність як засобу для відмови від куріння.
  * Розуміти потенційні ризики, пов'язані з його використанням.

2. Вживання алкоголю

a. Вплив алкоголю на серце :
  * Наслідки помірного та надмірного споживання.
  * Ризики, пов'язані з хронічним вживанням алкоголю, такі як алкогольна кардіоміопатія.

b. Поради щодо помірного споживання :
  * Визначте помірне споживання.
  * Стратегії зменшення споживання.

c. Розпізнавання та лікування алкогольної залежності:
  * Симптоми відміни та наслідки для здоров'я серця.
  * Ресурси, доступні для надання допомоги.

3. Інші фактори ризику

a. Стрес:
  * Розуміння взаємозв'язку між хронічним стресом і серцевими захворюваннями.
  * Методи управління стресом, такі як медитація, релаксація та фізичні вправи.

b. Рекреаційні наркотики :
  * Ризики, пов'язані з вживанням таких наркотиків, як кокаїн або амфетаміни, для здоров'я серця.
  * Поради та ресурси для тих, хто хоче кинути палити.

c. Цукровий діабет:
  * Зв'язок між діабетом, інсулінорезистентністю та хворобами серця.
  * Стратегії управління та профілактики діабету.

4. Освіта та обізнаність

a. Розуміння факторів ризику, які можна змінити:
  * Просвітництво щодо ризикованої поведінки та її прямих і непрямих наслідків для здоров'я серця.

b. Пропаганда здорового способу життя :
  • Заохочуйте збалансоване харчування, регулярну фізичну активність та управління стресом.
c. Доступ до ресурсів та підтримки :
  • Надайте інформацію про групи підтримки, терапію та інші ресурси, які допоможуть пацієнтам керувати своїми факторами ризику.

Управління факторами ризику, включаючи куріння, алкоголь та інші види ризикованої поведінки, є ключовим для запобігання серцево-судинним захворюванням. Завдяки своєму унікальному положенню в системі догляду за пацієнтами медичні сестри можуть запропонувати цінні поради, навчання та постійну підтримку, щоб допомогти пацієнтам прийняти і підтримувати здоровий спосіб життя.

Розділ 9

ГЛОБАЛЬНЕ ЗДОРОВ'Я ТА КАРДІОЛОГІЯ

Порівняння кардіологічних практик у різних країнах

Лікування серцево-судинних захворювань у різних країнах світу відрізняється під впливом таких факторів, як технологічний розвиток, економічні ресурси, пріоритети громадського здоров'я, культура, освіта та існуючі системи охорони здоров'я. Це порівняння дає глобальний погляд на різні підходи до кардіології.

1. Сполучені Штати
a. Технологічний прогрес :
- Швидке впровадження новітніх технологій у діагностиці та лікуванні.

b. Система охорони здоров'я:
- Переважно приватизовані, з високими витратами, але швидким реагуванням.

c. Поширеність та профілактика:
- Епідемії ожиріння та діабету, але з високим рівнем обізнаності щодо профілактики.

2. Європа (з урахуванням різноманітності країн)
a. Універсальні медичні послуги :
- Доступ до якісних медичних послуг у багатьох країнах завдяки універсальному медичному страхуванню.

b. Зосередьтеся на профілактиці :
- Ініціативи у сфері громадського здоров'я, такі як боротьба з курінням.

c. Дослідження та співпраця:
- Транскордонна співпраця у сфері наукових досліджень та клінічних випробувань.

3. Африка
a. Обмежений доступ до медичної допомоги:
- У багатьох країнах ресурси на кардіологію обмежені.

b. Нові захворювання :
 • Зростання серцево-судинних захворювань поряд
   зі стійкими інфекційними захворюваннями.
c. Місцеві ініціативи :
 • Громадські програми та недорогі інновації,
   адаптовані до регіону.

4. Азія
a. Різноманітність систем охорони здоров'я :
 • Від повністю державних до значною мірою
   приватизованих систем, залежно від країни.
b. Хвороби серця та спосіб життя:
 • Швидка урбанізація, зміни в харчуванні та
   збільшення кількості серцевих захворювань.
c. Народна медицина:
 • Інтеграція традиційної азійської медицини в
   профілактику та лікування.

5. Латинська Америка
a. Зростання кардіологічних послуг :
 • Інвестиції в медичну освіту та технології.
b. Економічні виклики :
 • Нерівність у доступі до охорони здоров'я як
   функція економічного статусу.
c. Профілактика та освіта:
 • Програми, спрямовані на харчування, фізичні
   вправи та боротьбу з курінням.

6. Австралія та Океанія
a. Передові системи охорони здоров'я :
 • Потужна медична інфраструктура, особливо в
   Австралії та Новій Зеландії.
b. Корінні захворювання серця :
 • Високі показники серед корінного населення, що
   вимагає особливих підходів.
c. Ініціативи з підвищення обізнаності:
 • Профілактичні та освітні програми для населення.

Хоча хвороби серця є глобальною проблемою, підходи до їх лікування суттєво відрізняються в різних регіонах. Розуміючи ці відмінності, медичні працівники можуть вивчати передовий світовий досвід і розглядати можливості міжнародної співпраці для покращення лікування пацієнтів із серцево-судинними захворюваннями.

Кардіологічна медсестра в контексті глобальних кризових явищ у сфері охорони здоров'я

Глобальні кризи в галузі охорони здоров'я, такі як пандемія COVID-19, мають значний вплив на всі сфери охорони здоров'я, включаючи кардіологію. Кардіологічні медсестри, як важливі ланки в командах кардіологів, відіграють вирішальну роль у подоланні цих безпрецедентних викликів, забезпечуючи при цьому безперервність кардіологічної допомоги.

1. Прямий вплив судом на серцево-судинні захворювання

a. Наслідки впливу вірусів на серцево-судинну систему :
  • Наприклад, COVID-19 може призвести до серцевих ускладнень.
b. Переривання планового лікування:
  • Затримки в діагностиці, лікуванні та втручанні.
c. Підвищений стрес і тривожність:
  • Потенційно шкідливий для кардіологічних пацієнтів.

2. Адаптаційні практики
a. Телемедицина та дистанційне обслуговування :
  • Використання технологій для моніторингу та консультування пацієнтів.

b. Модифіковані аварійні процедури :
  * Пріоритетність випадків відповідно до їхньої серйозності та ризиків, пов'язаних з пандемією.
c. Захисні заходи :
  * Засоби індивідуального захисту, посилені протоколи дезінфекції.

3. Управління людськими ресурсами
a. Передислокація :
  * Деякі медсестри можуть бути переведені до відділень інтенсивної терапії або інших відділень з високими потребами.
b. Прискорене навчання :
  * Оновлення навичок управління специфічними ускладненнями, пов'язаними з кризою.
c. Емоційна підтримка :
  * Розпізнавання стресу і втоми, реалізація ресурсів для благополуччя осіб, які здійснюють догляд.

4. Освіта та комунікація
a. Інформування пацієнтів:
  * Про наслідки кризи для їхнього серцевого стану та лікування.
b. Міжпрофесійна співпраця :
  * Покращення комунікації між кардіологами, медсестрами та іншими медичними спеціалістами для надання оптимальної допомоги.
c. Підвищення обізнаності громадськості:
  * Важливість не нехтувати серцевими симптомами, незважаючи на пандемію.

5. Уроки на майбутнє
a. Важливість підготовки :
  * Розробити протоколи для швидкого реагування на майбутні кризи.
b. Підвищення ролі медичної сестри:
  * Визнання їхньої адаптивності та відданості справі перед обличчям викликів.

с. Інновації в догляді:
*   Кризи стимулюють впровадження нових методів надання медичної допомоги, таких як телемедицина, що може продовжуватися і після кризи.

Кардіологічні медсестри демонструють неабияку стійкість та адаптивність перед викликами, що виникають у зв'язку з глобальними кризами у сфері охорони здоров'я. Вони продовжують надавати необхідну кардіологічну допомогу, стикаючись з додатковими проблемами, які можуть виникнути під час цих криз. Їх роль є важливою у забезпеченні безперервності надання допомоги та безпеки кардіологічних пацієнтів у ці критичні часи.

Співпраця та міжнародна торгівля

Кардіологія, як і багато інших галузей медицини, отримує значну користь від міжнародної співпраці та обміну. Ця взаємодія може набувати різних форм, від спільних клінічних досліджень до безперервної медичної освіти та обміну передовим досвідом. Ця співпраця приносить користь не лише медичним працівникам, але й пацієнтам, які отримують найсучасніше лікування, що базується на спільних знаннях та досвіді.

1. Спільні дослідження
а. Багатоцентрові проекти :
*   Клінічні дослідження, проведені в декількох країнах, збільшують різноманітність пацієнтів і підвищують достовірність результатів.

b. Пули даних :
*   Міжнародні бази даних дозволяють проводити ширший і глибший аналіз даних.
c. Спільні фінансові ініціативи :
*   Кілька країн або організацій можуть спільно фінансувати масштабні дослідницькі проекти.

2. Навчання та освіта
a. Програми обміну для професіоналів :
*   Медсестри, лікарі та інші фахівці можуть стажуватися за кордоном для набуття нових навичок.
b. Міжнародні конференції та семінари :
*   Ці заходи збирають експертів з усього світу, щоб поділитися останніми досягненнями в кардіології.
c. Онлайн-курси та вебінари :
*   Цифрові технології дозволяють ширше поширювати знання серед міжнародної аудиторії.

3. Обмін кращими практиками
a. Мережі та професійні асоціації :
*   Такі організації, як Європейське товариство кардіологів (ESC), заохочують обмін настановами та рекомендаціями.
b. Програми наставництва :
*   Визнані експерти можуть направляти і навчати молодих або менш досвідчених фахівців з інших країн.
c. Спостережні візити :
*   Лікарі можуть відвідувати інші лікарні або клініки за кордоном, щоб спостерігати за їхніми методами і вчитися у них.

4. Технологічна співпраця та інновації
a. Спільна розробка технологій :
*   Країни або установи можуть працювати разом над створенням передових діагностичних або терапевтичних інструментів.

b. Ліцензії та передача технологій :
  • Сприяє доступу до інновацій для країн, які не мають необхідних технологій чи досвіду.
c. Адаптація інновацій до різних контекстів :
  • Наприклад, адаптація високотехнологічного серцевого пристрою, щоб його можна було використовувати в регіонах з обмеженими ресурсами.

<u>5. Спільні відповіді на глобальні виклики</u>
a. Нові захворювання :
  • Епідемії та пандемії можуть мати вплив на кардіологічних пацієнтів. Скоординоване реагування може оптимізувати лікування таких пацієнтів.
b. Демографічні виклики :
  • В умовах старіння населення або появи нових факторів ризику спільний підхід може допомогти розробити ефективні стратегії профілактики.
c. Медичні та гуманітарні кризи:
  • Під час стихійних лих або конфліктів міжнародна співпраця може гарантувати безперервність надання кардіологічної допомоги.

Міжнародна співпраця та обмін збагачують кардіологію, об'єднуючи сильні сторони, знання та ресурси медичних працівників з усього світу. Ці спільні зусилля забезпечують не тільки постійне вдосконалення медичної допомоги, але й ефективну, скоординовану відповідь на глобальні виклики.

Розділ 10

НАСЛІДКИ ЗМІНА КЛІМАТУ ПРО ЗДОРОВ'Я СЕРЦЯ

Розуміння впливу стихійних лих на серцевих пацієнтів

Стихійні лиха, чи то землетруси, повені, циклони або інші великі кліматичні явища, мають глибокий вплив на системи охорони здоров'я і, зокрема, на пацієнтів з кардіологічними захворюваннями. Ці пацієнти, і без того вразливі через свій стан, можуть особливо постраждати від прямих і непрямих наслідків цих подій.

1. Негайні фізіологічні ефекти
a. Гострий стрес:
  * Стрес, викликаний катастрофою, може спричинити раптове підвищення кров'яного тиску, тахікардію і, можливо, серцевий напад.
b. Переривання лікування:
  * Екстрена евакуація та порушення повсякденного розпорядку можуть призвести до того, що серцеві ліки забуваються або припиняють прийматися.
c. Вплив стихій :
  * Пацієнти можуть піддаватися впливу холоду, вогкості або надмірної спеки, що може погіршити стан їхнього серця.

2. Порушення в системі охорони здоров'я
a. Пошкоджена інфраструктура :
  * Лікарні та клініки можуть бути пошкоджені або зруйновані, що обмежує доступ до медичної допомоги.
b. Дефіцит ліків :
  * Ланцюги постачання можуть бути порушені, що призведе до дефіциту основних лікарських засобів для пацієнтів із серцево-судинними захворюваннями.
c. Нестача персоналу :
  * Медичні працівники можуть бути особисто вражені або перевантажені напливом пацієнтів.

3. Довгострокові наслідки

a. Збільшення хронічного стресу :
  * Відновлення, переміщення та особисті втрати можуть сприяти високому і постійному рівню стресу.

b. Зміна способу життя :
  * Пацієнти можуть прийняти менш здорові харчові звички або зменшити фізичну активність, тим самим погіршуючи стан свого серця.

c. Обмеження доступу до подальшого лікування:
  * Тривале пошкодження інфраструктури охорони здоров'я може ускладнити продовження регулярних консультацій та лікування.

4. Відповіді та специфічна підготовка

a. Освіта та обізнаність:
  * Пацієнти з кардіологічними захворюваннями повинні бути поінформовані про підвищені ризики в разі катастрофи і про те, як до неї підготуватися.

b. Аптечки для пацієнтів:
  * Заохочуйте пацієнтів мати аптечку з ліками, рецептами та іншими необхідними речами.

c. Протоколи невідкладної допомоги для медичних працівників :
  * Лікарні та клініки повинні мати спеціальні плани на випадок надзвичайних ситуацій для ведення кардіологічних пацієнтів під час і після катастрофи.

Хоча стихійні лиха впливають на все населення, пацієнти з кардіологічними захворюваннями є однією з найбільш вразливих груп. Глибоке розуміння цих наслідків, а також відповідна підготовка та реагування є важливими для мінімізації ризиків для цієї групи населення.

Популяризація сталих практик у кардіологічних відділеннях

Сталий розвиток в охороні здоров'я, зокрема в кардіології, - це не лише захист навколишнього середовища. Це також забезпечення ефективного використання ресурсів, контроль за витратами та надання якісної медичної допомоги на справедливій і доступній основі. Ось як можна інтегрувати та просувати сталий розвиток у кардіологічних відділеннях.

1. Зменшення впливу на навколишнє середовище

a. Поводження з відходами :

- Мінімізація медичних відходів, повторне використання та переробка незабруднених матеріалів.

b. Економія енергії :

- Використання енергоефективного обладнання, світлодіодного освітлення та оптимізованої вентиляції й опалення.

c. Сталі закупівлі :

- Вибір етично та екологічно вироблених медичних товарів та обладнання.

2. Оптимізація медичних процесів

a. Зменшення кількості непотрібних обстежень:

- Уникнення дублювання та сприяння встановленню точних діагнозів для зменшення кількості непотрібних обстежень та втручань.

b. Телекардіологія:

- Заохочуйте дистанційні консультації, щоб зменшити кількість поїздок пацієнтів і потребу в лікарняних ресурсах.

c. Безперервне навчання :
- Забезпечення регулярного навчання персоналу найкращим практикам з метою максимізації ефективності та мінімізації помилок.

3. Сприяння профілактиці
a. Програми підвищення обізнаності :
- Інформування громадськості про здоровий спосіб життя для зниження захворюваності на серцево-судинні захворювання.
b. Проактивний моніторинг пацієнтів з групи ризику:
- Використовуйте технології дистанційного моніторингу для відстеження пацієнтів з високим ризиком, уникаючи таким чином непотрібних госпіталізацій.

4. Співпраця та партнерство
a. Місцеві партнерства :
- Співпраця з іншими місцевими службами охорони здоров'я для обміну ресурсами, знаннями та обладнанням.
b. Кардіологічні мережі :
- Створюйте або приєднуйтесь до національних чи міжнародних мереж для обміну кращими практиками та інноваціями у сфері сталого розвитку.

5. Технологічні інновації
a. Регулярне оновлення обладнання:
- Інвестуйте в сучасні технології, які часто є більш ефективними та споживають менше енергії.
b. Медичні інформаційні системи :
- Використовуйте електронні медичні картки, щоб зменшити паперовий документообіг, покращити координацію медичної допомоги та уникнути зайвих аналізів.

<u>6. Залучення громади</u>

a. Програми лісовідновлення :
- Оскільки благополуччя планети пов'язане зі здоров'ям серця (забруднення повітря тощо), долучайтеся до місцевих екологічних ініціатив.

b. Інформаційні кампанії :
- Інформувати громаду про вплив лікарень і клінік на навколишнє середовище та заходи, що вживаються для його пом'якшення.

Інтеграція сталих практик у кардіологічні відділення вимагає комплексного підходу. Він варіюється від зменшення впливу на навколишнє середовище до оптимізації медичних процесів, інновацій та співпраці. Сталий розвиток не тільки корисний для планети, але й забезпечує надання високоякісної, ефективної медичної допомоги, доступної для всіх.

Розділ 11

АЛЬТЕРНАТИВНІ ТА КОМПЛЕМЕНТАРНІ ПІДХОДИ В КАРДІОЛОГІЇ

Вивчення альтернативних методів лікування, таких як акупунктура, медитація тощо.

Інтеграція комплементарної та альтернативної терапії в галузі кардіології стала предметом зростаючого інтересу. Ці методи лікування, які часто використовуються як доповнення до традиційних методів лікування, спрямовані на покращення здоров'я серця, зменшення стресу та покращення якості життя пацієнтів. Однак їхня ефективність варіюється, і дослідження продовжують оцінювати їхню клінічну корисність.

1. Акупунктура
a. Основні принципи :
- Походячи з традиційної китайської медицини, він заснований на стимуляції певних точок на тілі, щоб збалансувати потік енергії або "ци".

b. Кардіальні наслідки:
- Деякі дослідження показують, що акупунктура може знизити кров'яний тиск, поліпшити симптоми стенокардії і зменшити частоту аритмій.

c. Запобіжні заходи :
- Завжди переконайтеся, що голкотерапевт має відповідну освіту та сертифікат, а також інформуйте кардіолога про будь-який запланований сеанс акупунктури.

2. Медитація
a. Основні принципи :
- Давня практика, заснована на концентрації, розслабленні та усвідомленні теперішнього моменту.

b. Кардіальні наслідки:
- Медитація може допомогти зменшити стрес і кров'яний тиск, а також покращити варіабельність серцевого ритму.

c. Загальні типи :
- Медитація уважності, трансцендентальна медитація, керована медитація.

3. Йога.

a. Основні принципи :
- Поєднання фізичних поз, дихальних технік і медитації.

b. Кардіальні наслідки:
- Може покращити гнучкість і м'язову силу, зменшити стрес і позитивно вплинути на фактори серцевого ризику, такі як гіпертонія.

c. Запобіжні заходи :
- Пацієнтам із серцево-судинними захворюваннями слід вибрати відповідний стиль йоги та уникати небезпечних для них поз.

4. Ароматерапія

a. Основні принципи :
- Використання ефірних олій для покращення фізичного та емоційного стану.

b. Кардіальні наслідки:
- Деякі олії, такі як лаванда, можуть допомогти зменшити стрес і тривогу - фактори, які часто пов'язані з серцевими захворюваннями.

c. Запобіжні заходи :
- Деякі олії можуть взаємодіяти з ліками або викликати алергічні реакції. Завжди робіть шкірні проби та проконсультуйтеся з професіоналом.

5. Біологічний зворотний зв'язок

a. Основні принципи :
- Техніка, яка вчить керувати фізіологічними функціями за допомогою машин.

b. Кардіальні наслідки:
* Можна використовувати, щоб навчитися контролювати артеріальний тиск, частоту серцевих скорочень та інші функції, пов'язані зі здоров'ям серця.

c. Навчання:
* Пацієнтів повинен навчати сертифікований фахівець.

Висновок

Інтеграція альтернативних методів лікування може запропонувати кардіологічним пацієнтам додаткові інструменти для управління своїм здоров'ям. Однак, важливо завжди консультуватися з кардіологом перед впровадженням нових методів лікування і переконатися, що ці методи безпечні і доповнюють традиційне медикаментозне лікування.

Інтеграція цих видів терапії як частина загального плану догляду

Сучасна медицина все більше визнає цінність альтернативних методів лікування як доповнення до традиційних підходів, особливо в галузі кардіології. Інтеграція цих методів лікування в загальний план лікування має на меті забезпечити цілісне ведення пацієнта. Ось як цього можна досягти:

1. Первинна оцінка стану пацієнта

Перш ніж інтегрувати будь-яку альтернативну терапію:

a. Медичне обстеження: визначте поточний стан пацієнта, ліки, які він приймає, та поточне лікування.

b. Оцінка потреб та вподобань пацієнта: деякі пацієнти можуть бути більш схильні спробувати медитацію, інші - акупунктуру і т.д., а треті - голковколювання.

c. Оцінка співвідношення ризик/користь: переконатися, що впровадження альтернативної терапії не становить ризику для пацієнта.

2. Створення плану інтегрованого догляду

a. Поєднання методів лікування: Наприклад, пацієнт може проходити традиційне медикаментозне лікування гіпертонії і доповнювати його сеансами акупунктури.

b. Регулярний моніторинг: регулярні зустрічі для оцінки ефективності плану інтегрованого догляду.

c. Гнучкість: Будьте готові скоригувати план, якщо певний підхід не працює або якщо пацієнт хоче спробувати щось інше.

3. Навчання та освіта

a. Інформування пацієнта: Переконайтеся, що пацієнт розуміє, чому рекомендується певна терапія, її переваги та обмеження.

b. Навчання персоналу: медсестри, лікарі та інші медичні працівники повинні бути навчені або, принаймні, поінформовані про альтернативні методи лікування в рамках плану надання медичної допомоги.

4. Міждисциплінарна співпраця

a. Комплексна команда з надання допомоги: включіть до складу команди фахівців з альтернативних методів лікування, наприклад, акупунктуристів або інструкторів з медитації.

b. Регулярне інформування: Переконайтеся, що всі сторони поінформовані про поточне лікування, коригування та реакції пацієнта.

5. Оцінка та моніторинг

a. Вимірювання ефективності: використання стандартизованих інструментів для оцінки впливу альтернативних методів лікування на здоров'я серця і загальне самопочуття пацієнта.

b. Відгуки пацієнтів: враховуйте відгуки пацієнтів, щоб продовжувати персоналізувати та вдосконалювати план догляду.

c. Регулярне оновлення: рекомендації та дані про альтернативні методи лікування розвиваються. Переконайтеся, що план догляду залишається актуальним.

Інтеграція альтернативних методів лікування в комплексний план кардіологічної допомоги вимагає ретельного, персоналізованого та доказового підходу. Це дає можливість задовольнити потреби пацієнта комплексно, враховуючи як фізіологічні, так і емоційні аспекти здоров'я серця.

ВИСНОВОК

Задоволення та виклики кардіологічної медсестринської професії.

Професія медсестри в кардіології є одночасно складною і корисною. Як і в багатьох інших сферах охорони здоров'я, вона пропонує свою частку успіхів і викликів. Вивчення цих аспектів може допомогти майбутнім медсестрам підготуватися і повністю зрозуміти, що їх чекає попереду.

Задоволеність роботою :
- **Позитивний вплив на життя пацієнтів:** Допомагати пацієнтам орієнтуватися в їхній кардіологічній подорожі, будь то профілактика, лікування чи реабілітація, надзвичайно корисно.
- **Командна робота:** тісна співпраця з мультидисциплінарною командою (кардіологами, хірургами, іншими медсестрами, фізіотерапевтами) дає можливість навчання та підтримки.
- **Постійний розвиток галузі:** Кардіологія - це сфера, що швидко розвивається, в якій з'являються нові дослідження, методики та технології. Захоплююче бути на передовій цих інновацій.
- **Безперервна освіта:** Завжди є можливість навчатися, чи то через тренінги, семінари чи конференції.
- **Професійне визнання:** Отримання подяки від пацієнтів та їхніх родин або визнання вашої роботи колегами позитивно впливає на моральний дух.

Бізнес-виклики :

- **Емоційний заряд:** кардіологія може включати ситуації, пов'язані з життям і смертю, і керувати цими напруженими моментами може бути емоційно складно.
- **Високе навантаження:** кардіологічні відділення можуть бути дуже завантажені, оскільки багато пацієнтів потребують складного догляду.
- **Фізичні навантаження: тривале** стояння, перенесення пацієнтів або робота з важким обладнанням можуть бути фізично важкими.
- **Стрес: через** критичну природу кардіології можуть виникати ситуації сильного стресу, особливо під час надзвичайних ситуацій.
- **Потреба в постійному оновленні:** хоча постійний розвиток галузі захоплює, він також вимагає від професіоналів постійного оновлення.
- **Складна комунікація:** повідомляти про серйозні діагнози, керувати очікуваннями пацієнтів або мати справу з тривожними сім'ями може бути складно.
- **Робота з кінцем життя:** Навіть при найкращому догляді не всі пацієнти одужують. Робота зі смертю та процесом скорботи може бути важкою частиною роботи.

Кардіологічні медсестри відіграють важливу роль у догляді за кардіологічними пацієнтами. Хоча ця професія пов'язана з багатьма викликами, винагорода і позитивний вплив, які вона пропонує, роблять її корисною і життєво важливою. Головне для медсестер - знайти баланс, звернутися за підтримкою, коли це необхідно, і постійно нагадувати собі про вирішальну важливість їхньої ролі.

Важливість пристрасті і прихильність в цій медичній спеціальності.

Кардіологія, як і багато інших медичних спеціальностей, вимагає не лише технічного досвіду та глибоких знань, а й справжньої відданості та пристрасті. Пристрасть і відданість справі є важливими компонентами, які можуть визначити успіх медичного працівника, якість обслуговування пацієнтів і його особисту самореалізацію. Ось чому ці два елементи є особливо важливими в галузі кардіології:

1. Складність кардіології :
Кардіологія - це галузь, яка постійно розвивається, регулярно з'являються нові дослідження, методики та методи лікування. Пристрасть до своєї спеціальності може мотивувати професіоналів йти в ногу з часом і продовжувати вчитися протягом усієї кар'єри.

2. Ставки високі:
Хвороби серця є однією з головних причин смертності в усьому світі. Потенційна серйозність серцевих захворювань вимагає від фахівців не лише технічної майстерності, але й глибокої прихильності до кожного пацієнта.

3. Відносини з пацієнтами :
Відносини між кардіологічним пацієнтом та його медсестрою або лікарем часто є довготривалими. Пристрасть і відданість справі допомагають встановити міцні стосунки, засновані на довірі, що має важливе значення для догляду за пацієнтом і його благополуччя.

4. Емоційний вплив :
Зіткнувшись з часто стресовими ситуаціями і рішеннями, що стосуються життя і смерті, глибока відданість професії допомагає фахівцям орієнтуватися

в ці складні часи, надаючи при цьому найкращу можливу медичну допомогу.

5. Командна динаміка :
Кардіологія - це співпраця. Робота з мультидисциплінарною командою вимагає відкритого спілкування та спільної відданості справі лікування пацієнтів. Особиста прихильність зміцнює командну єдність і співпрацю.

6. Медична етика :
Пристрасть і відданість справі зміцнюють медичну етику, гарантуючи, що кожне рішення приймається в найкращих інтересах пацієнта.

7. Задоволеність роботою :
Пристрасть до роботи підживлює щоденну мотивацію, забезпечуючи більшу задоволеність роботою, незважаючи на труднощі, з якими доводиться стикатися.

У кардіології, як і в багатьох інших галузях медицини, техніка і знання є фундаментальними. Однак без пристрасті та відданості справі важко досягти досконалості, встановити глибокі зв'язки з пацієнтами або залишатися вмотивованим перед обличчям постійних викликів. Ці нематеріальні якості часто є тими стовпами, які підтримують медичних працівників протягом усієї їхньої кар'єри, допомагаючи їм суттєво впливати на життя своїх пацієнтів.

СЛОВНИК МЕДИЧНИХ ТЕРМІНІВ.

Глосарій медичних термінів у кардіології був би цінним доповненням для читачів, особливо для тих, хто є новачком у цій галузі. Нижче наведено неповний перелік деяких поширених медичних термінів у кардіології та їх визначення:

- **Аритмія:** Порушення нормального серцевого ритму, занадто швидкого, занадто повільного або нерегулярного.

- **Ангіографія:** рентгенівське дослідження артерій після введення контрастного препарату для візуалізації можливих перешкод або аномалій.

- **Ангіопластика:** метод, який використовується для розширення закупореної артерії за допомогою балона.

- **Антикоагулянт:** Препарат, який запобігає згортанню крові, тим самим знижуючи ризик тромбозу.

- **Атеросклероз:** потовщення і затвердіння артерій через утворення атероматозних бляшок (жирових відкладень).

- **Кардіоміопатія:** захворювання серцевого м'яза, яке впливає на здатність серця перекачувати кров.

- **Дефібрилятор:** пристрій, що використовується для нанесення електричного розряду на серце з метою відновлення нормального серцевого ритму.

- **ЕКГ (Електрокардіограма) :** Запис електричної активності серця.

- **Ехокардіографія:** метод візуалізації, який використовує ультразвук для візуалізації структури та функції серця.

- **Ендокардит:** запалення внутрішньої оболонки серця, часто через інфекцію.
- **Гіпертонія:** Аномально високий кров'яний тиск.
- **Інфаркт:** некроз частини серцевого м'яза через нестачу кисню, зазвичай спричинений закупоркою коронарної артерії.
- **Ішемія:** зменшення або припинення кровопостачання частини тіла, часто через артеріальну обструкцію.
- **Міокард:** серцевий м'яз.
- **Перикард:** оболонка, що оточує серце.
- **Стент** Невеликий трубчастий пристрій, який використовується для утримання артерії відкритою після ангіопластики.
- **Вальвулопатія:** захворювання, що вражає один або кілька серцевих клапанів.
- **Вазодилататор:** препарат, який розширює кровоносні судини, тим самим збільшуючи кровотік.
- **Шлуночок:** одна з двох великих камер серця, яка перекачує кров у кровообіг.

Цей глосарій є лише вступом до багатьох термінів, що використовуються в кардіології. Для книги, яка має стати вичерпним довідником з цього питання, необхідний більш вичерпний список, який охоплював би ширший спектр термінів, включаючи ті, що стосуються нових технологій та останніх досягнень у цій галузі.

ДОДАТКОВІ РЕСУРСИ : КНИГИ, ВЕБ-САЙТИ, ПРОФЕСІЙНІ АСОЦІАЦІЇ.

Книги:

- **"Кардіологія для чайників"**: доступний посібник для початківців, які бажають зрозуміти основи кардіології.
- **"Оксфордський довідник з кардіології"**: стислий підручник, що охоплює більшість проблем із серцем.
- **"Посібник з кардіологічної допомоги"**: призначений спеціально для медичних працівників і охоплює сучасні практики надання допомоги в кардіології.

Веб-сайти :

- Американський коледж кардіології (ACC): www.acc.org
  - Всесвітньо відомий сайт, що пропонує ресурси, рекомендації та новини з кардіології.
- Європейське товариство кардіологів (ESC): www.escardio.org
  - Професійна організація, що пропонує ресурси, конференції та новини для кардіологів у Європі.
- **CardioSmart** : www.cardiosmart.org
  - Сайт, яким керує ACC, що надає інформацію для пацієнтів про хвороби серця та їх лікування.

Професійні асоціації :

- **Французьке кардіологічне товариство (SFC)**: Для французьких фахівців SFC пропонує ресурси, конференції та можливості безперервної освіти в галузі кардіології.

- **Канадське серцево-судинне товариство (CCS)**: національна організація кардіологів Канади.
- **Кардіологічне товариство Австралії та Нової Зеландії (CSANZ)**: Провідна організація кардіологів Австралії та Нової Зеландії.
- **Міжнародне товариство кардіологів (International Society of Cardiology, ISC)**: всесвітня організація, що займається просуванням знань та наданням допомоги в галузі кардіології.

Ці ресурси представляють лише вибірку з багатьох доступних. Я наполегливо раджу вам шукати і знаходити місцеві або регіональні ресурси, а також регулярно перевіряти їх на наявність оновлень і нових публікацій.